Tabellenbuch Ernährung

Cornelia A. Schlieper

6., aktualisierte Auflage

Dr. Felix Büchner – Handwerk und Technik · Hamburg

Inhaltsverzeichnis

ISBN 978-3-582-79558-8 Best.-Nr. 44752

Verlag Dr. Felix Büchner GmbH & Co. KG – Verlag Handwerk und Technik GmbH, Lademannbogen 135, 22339 Hamburg; Postfach 63 05 00, 22331 Hamburg – 2023
E-Mail: info@handwerk-technik.de – Internet: www.handwerk-technik.de

Satz und Layout: CMS–Cross Media Solutions GmbH, Würzburg
Druck und Bindung: Himmer GmbH Druckerei & Verlag, 86167 Augsburg

1 Nährwerttabellen

1.1 Nährwerttabelle

Lebensmittel	Energie		Protein	Fett	gesättigte Fettsäuren	Cholesterin	Kohlenhydrate	Zucker	Ballaststoffe	Wasser	Mineralstoffe			
											Natrium[1]	Kalium	Calcium	Phosphor
100 g bzw. ml	kJ	kcal	g	g	g	mg	g	g	g	ml	mg	mg	mg	mg
Alkoholfreie Getränke														
Apfelsaft	200	48	+	+	0	0	12	12	+	87	2	115	7	7
Apfelfruchtsaftgetränk	200	48	+	+	0	0	12	12	+	87	1	57	3	3
Colagetränk	190	45	0	0	0	0	11	11	0	88	8	1	4	15
Colagetränk, light	10	2	0	0	0	0	+	+	0	99	8	1	3	17
Früchtetee	4	1	0	0	0	0	0	0	0	99	1	25	10	30
Gemüsesaft	100	24	1	+	0	0	6	6	+	92	100	240	40	20
Grapefruitsaft	150	36	1	+	0	0	10	10	+	88	1	150	8	13
Holunderbeersaft	160	38	2	+	0	0	8	8	+	90	1	288	5	45
Johannisbeernektar, rot	210	50	0	+	0	0	12	12	+	86	1	110	7	7
Johannisbeernektar, schwarz	230	55	0	+	0	0	13	13	+	85	5	98	15	10
Kaffee, gebrüht	0	0	0	0	0	0	0	0	0	99	1	65	2	2
Karottensaft	115	27	1	+	0	0	6	6	+	92	52	220	27	31
Kirschsaft	180	43	1	+	0	0	5	5	+	93	1	100	8	10
Limonade	190	45	0	0	0	0	12	12	0	88	5	1	5	15
Limonade, light	20	5	0	0	0	0	1	1	0	99	6	1	5	3
Mineralwasser	0	0	0	0	0	0	0	0	0	99	50	4	10	55
Multivitaminnektar	195	46	1	+	0	0	11	11	+	87	5	170	20	6
Orangensaft	200	48	1	+	0	0	10	10	+	88	1	185	13	17
Orangennektar	200	48	+	+	0	0	10	10	+	88	1	90	7	8
Passionsfruchtsaft	250	60	+	+	0	0	14	14	+	86	1	215	9	20
Tee, schwarzer	0	0	0	0	0	0	0	0	0	99	1	20	10	30
Tomatensaft	85	20	1	+	0	0	4	4	+	94	5	230	15	15
Traubensaft	310	74	+	+	0	0	18	18	+	80	3	150	12	12
Zitronensaft	105	25	0	0	0	0	8	8	+	90	1	140	11	11
Getreide und Mehle														
Amarant	1525	363	15	9	2,1	0	57	2	4	17	25	485	215	585
Buchweizen, Korn geschält	1425	339	9	2	0,4	0	71	+	4	12	2	325	20	255
Buchweizen, Vollkornmehl	1450	345	3	3	0,4	0	68	+	3	31	1	680	35	260
Buchweizen, Grütze	1420	338	8	2	0,3	0	73	+	3	12	1	220	10	150
Dinkel	1356	320	17	2	0,4	0	60	7	10	10	3	415	25	422
Gerste, Vollkorn	1330	317	10	2	0,5	0	63	1	10	13	18	440	40	340
Gerste, Graupen	1420	338	10	1	0,5	0	71	1	5	11	5	190	15	190
Grünkern/Dinkel, Vollkorn	1370	326	11	3	0,3	0	63	+	9	12	3	450	22	410
Grünkern/Dinkel, Mehl	1460	348	10	2	0,2	0	71	+	6	8	3	350	20	410
Hafer, Vollkorn	1490	355	12	7	0,4	0	60	16	6	13	8	355	80	340
Hirse, Vollkorn	1490	355	10	4	1,0	0	69	1	4	11	3	350	25	310
Hirse, Mehl	1520	362	10	4	0,4	0	70	1	3	11	2	300	22	290
Mais, Vollkorn	1390	331	9	4	0,6	0	65	1	9	11	6	330	15	250
Popcorn	1540	367	13	5	0,6	0	68	1	8	5	3	240	11	280
Mais, Stärke	1450	345	+	+	0	0	86	0	1	12	3	7	2	30
Mais, Polenta	1485	354	9	1	0,5	0	75	1	5	9	1	140	2	75
Reis, Vollkorn	1450	345	7	2	0,6	0	73	+	3	13	10	150	23	325
Reis, poliert	1460	348	7	1	0,1	0	78	+	1	11	6	100	6	120
Reis, Vollkorn, gekocht	540	129	3	1	+	0	27	+	1	66	3	80	33	110
Reis, poliert, gekocht	530	126	2	+	+	0	29	+	+	73	2	33	9	35
Reis, parboiled, gekocht	525	125	2	+	+	0	28	+	+	68	140	30	33	75
Wildreis	1420	338	7	2	0,2	0	73	2	3	13	10	150	25	325
Quinoa	1415	334	15	5	0,7	0	59	1	7	13	10	804	80	328
Roggen, Vollkorn	1250	298	9	2	0,3	0	61	1	13	13	40	510	65	340
Roggenmehl, Type 1150	1345	320	8	1	0,2	0	68	1	8	14	2	300	20	200

[1] 1 g Kochsalz enthält 400 mg Natrium

			Vitamine								Menge*	Lebensmittel
Magnesium mg	Eisen mg	Iod µg	Vitamin A µg	Vitamin E mg	Vitamin B_1 mg	Vitamin B_2 mg	Niacin mg	Vitamin B_6 mg	Vitamin B_{12} µg	Vitamin C mg	g bzw. ml	
												Alkoholfreie Getränke
4	0,3	0	7	0,1	0,02	0,02	0,3	0,05	0	1	200	Apfelsaft
2	0,1	0	3	0,1	0,01	0,01	0,1	0,03	0	0	200	Apfelfruchtsaftgetränk
1	0	0	0	0	0	0	0	0	0	0	200	Colagetränk
1	0	0	0	0	0	0	0	0	0	0	200	Colagetränk, light
10	0,1	0	0	0	0,01	0,01	0	0,01	0	0	200	Früchtetee
15	0,3	0	50	0,2	0,05	0,05	0,3	0,10	0	10	200	Gemüsesaft
8	0,5	0	2	0,1	0,03	0,02	0,2	0,01	0	35	200	Grapefruitsaft
5	1,0	0	40	0,1	0,03	0,06	0,4	0,09	0	26	200	Holunderbeersaft
5	0,3	0	4	0,1	0,01	0,01	0,1	0,01	0	6	200	Johannisbeernektar, rot
5	0,3	0	4	0,1	0,01	0,01	0,1	0,01	0	30	200	Johannisbeernektar, schwarz
5	0,1	0	0	0	0	0,01	0	0	0	0	150	Kaffee, gebrüht
5	0,2	0	437	0	0,01	0,01	0	0,01	0	4	200	Karottensaft
4	0,2	0	1	0,1	0,01	0,01	0	0	0	5	200	Kirschsaft
2	0,1	0	0	0	0	0	0	0	0	0	200	Limonade
1	0,1	0	0	0	0	0	0	0	0	0	200	Limonade, light
12	0,2	0	0	0	0	0	0	0	0	0	200	Mineralwasser
5	0,3	0	220	6,0	0,50	0,80	0,8	0,80	1,5	40	200	Multivitaminnektar
12	0,3	0	12	0,1	0,08	0,02	0,3	0,03	0	44	200	Orangensaft
6	0,1	0	6	0,1	0,04	0,01	0,1	0,02	0	40	200	Orangennektar
3	0,3	0	2	0,1	0,02	0,10	2,0	0,05	0	30	200	Passionsfruchtsaft
10	0,1	0	0	0	0	0,01	0	0	0	0	150	Tee, schwarzer
15	0,6	0	90	0,1	0,05	0,04	0,7	0,10	0	17	200	Tomatensaft
9	0,4	0	1	0,2	0,04	0,02	0,2	0,02	0	1	200	Traubensaft
10	0,1	0	0	0	0,04	0,01	0,1	0,05	0	53	200	Zitronensaft
												Getreide und Mehle
310	9,0	2	+	1,0	0,80	0,20	1,1	0,30	0	0	EL 10	Amarant
85	3,2	3	0	3,7	0,25	0,15	2,9	0,58	0	0	EL 10	Buchweizen, Korn geschält
50	2,2	3	0	2,1	0,58	0,15	2,9	0,42	0	0	EL 10	Buchweizen, Vollkornmehl
50	2,0	2	0	0,1	0,30	0,08	2,5	0,40	0	0	EL 10	Buchweizen, Grütze
136	4,4		0	0,3	0,30	0,15	6,6	0,26	0	0	EL 10	Dinkel
110	2,8	7	1	0,7	0,45	0,18	4,8	0,56	0	0	EL 10	Gerste, Vollkorn
20	2,0	3	0	0,2	0,10	0,08	3,1	0,22	0	0	EL 10	Gerste, Graupen
130	4,2	1	10	1,6	0,40	0,15	1,5	0,45	0	0	EL 10	Grünkern/Dinkel, Vollkorn
130	4,2	1	5	0,8	0,50	0,10	1,5	0,45	0	0	EL 10	Grünkern/Dinkel, Mehl
130	5,8	6	0	0,9	0,52	0,17	2,4	0,96	0	0	EL 10	Hafer, Vollkorn
170	7,0	3	0	+	0,26	0,14	1,8	0,75	0	0	EL 10	Hirse, Vollkorn
150	6,0	2	0	1,0	0,25	0,10	1,5	0,60	0	0	EL 10	Hirse, Mehl
120	2,1	3	370	2,0	0,36	0,20	0,7	0,40	0	0	EL 10	Mais, Vollkorn
10	1,7	2	0	1,5	0,30	0,12	0,5	0,02	0	0	40	Popcorn
2	0,5	+	0	0	0	0,01	0	0,01	0	0	EL 10	Mais, Stärke
25	3,9	2	300	0,7	0,65	0,38	0,5	0,15	0	0	EL 10	Mais, Polenta
155	2,6	2	0	0,6	0,40	0,09	5,4	0,67	0	0	60	Reis, Vollkorn
65	0,6	2	0	0,1	0,06	0,03	1,7	0,15	0	0	60	Reis, poliert
25	0,7	2	0	0,2	0,07	0,02	4,0	0,02	0	0	150	Reis, Vollkorn, gekocht
8	0,1	2	0	0,2	0,01	0,01	3,0	0,01	0	0	150	Reis, poliert, gekocht
8	0,7	2	0	0,1	0,05	0,01	3,2	0,02	0	0	150	Reis, parboiled, gekocht
120	2,0	2	0	1,0	4,00	0,09	4,5	0,65	0	0	40	Wildreis
275	8,0	0	0	4	0,17	–	0,5	–	0	0	60	Quinoa
120	4,6	7	60	2,0	0,35	0,17	1,8	0,30	0	0	60	Roggen, Vollkorn
70	2,4	4	41	1,2	0,22	0,10	1,2	0,20	0	0	EL 10	Roggenmehl, Type 1150

* Menge in Portion, Stück/Scheibe, EL oder TL.
+ ≙ Nährstoff nur in Spuren enthalten
– ≙ keine Analysewerte verfügbar

Lebensmittel	Energie		Protein	Fett	gesättigte Fettsäuren	Cholesterin	Kohlenhydrate	Zucker	Ballaststoffe	Wasser	Mineralstoffe Natrium[1]	Kalium	Calcium	Phosphor
100 g bzw. ml	kJ	kcal	g	g	g	mg	g	g	g	ml	mg	mg	mg	mg
Roggenmehl, Type 1800	1230	293	10	2	0,2	0	59	1	13	14	1	440	25	325
Roggenkeime	1645	392	39	10	1,5	0	33	+	17	1	2	440	40	1000
Sorghum	1478	349	10	3	0,6	0	70	1	4	11	21	592	9	330
Weizen, Vollkorn	1320	314	12	2	0,3	0	61	7	10	13	8	500	44	350
Weizenmehl, Type 405	1410	336	10	1	0,1	0	71	+	4	13	2	108	15	75
Weizenmehl, Type 550	1370	326	11	1	0,1	0	68	+	4	15	3	125	15	110
Weizenbackschrot	1290	307	11	2	0,2	0	60	5	10	15	2	290	40	370
Weizen, Stärke	1455	346	+	+	0	0	86	0	1	12	2	16	0	20
Weizen, Grieß	1365	325	10	1	0,1	0	70	1	7	10	1	110	15	90
Weizen, Flocken	1275	304	12	2	0	0	61	1	10	13	2	380	36	340
Weizen, Keime	1260	300	27	9	0,2	0	24	1	24	12	2	840	70	1100
Weizen, Kleie	810	193	15	5	1,3	0	21	1	42	15	2	1400	45	1280
Brot und Brötchen														
Baguette	1130	269	8	1	0,3	0	55	4	3	31	415	88	18	105
Brötchen (Semmel), Roggen	1050	250	8	1	0,1	0	49	4	5	35	420	160	20	165
Brötchen (Semmel), Weizen	1060	252	8	2	0,1	0	50	1	3	36	555	110	27	102
Croissant, Blätterteig	1715	408	6	26	12,0	80	35	11	1	31	300	100	80	80
Grahambrot	910	217	8	1	0,2	0	44	1	8	37	430	210	45	245
Knäckebrot, Roggen	1325	315	9	1	0,2	0	66	1	14	9	460	435	85	300
Knäckebrot, Weizen	1400	333	11	1	0,4	0	68	+	10	9	440	420	125	300
Laugenbrezel, -brötchen	1060	252	8	1	0,5	0	50	3	2	38	1750	120	20	98
Mehrkornbrot	905	215	8	2	0,8	0	43	1	9	36	525	290	25	270
Pumpernickel	850	202	7	1	0,4	0	41	1	10	40	370	340	55	145
Roggenbrot, Graubrot	950	226	6	1	0,1	0	48	4	6	38	550	160	30	120
Roggenmischbrot	925	220	6	1	0,1	0	45	4	6	41	535	185	25	136
Roggenvollkornbrot	860	205	7	1	0,1	0	41	1	8	31	525	290	40	200
Toastbrot, Roggen	1090	260	7	4	0,6	0	48	4	4	36	570	270	35	225
Toastbrot, Vollkorn	995	237	8	3	1,2	0	45	3	7	35	750	320	55	250
Toastbrot, Weizen	1110	264	7	4	1,0	0	48	3	4	36	550	160	45	92
Weißbrot, Weizenbrot	990	236	8	1	1,1	0	48	5	4	38	540	130	60	90
Weizenmischbrot	1000	238	6	1	0,7	0	50	4	4	38	550	175	20	130
Weizenvollkornbrot	860	205	7	1	0,7	0	41	5	8	42	380	270	60	195
Paniermehl	1510	360	12	2	0,2	0	72	6	4	9	600	150	30	120
Dauerbackwaren und Kuchen														
Butterkeks	1820	433	8	11	9,0	80	74	22	3	3	380	140	45	120
Cracker	1880	448	11	14	6,0	0	68	7	3	3	530	165	25	160
Erdnussflips	2330	555	10	35	6,3	0	46	1	4	4	765	205	20	130
Salzstangen	1465	349	9	1	0,1	0	76	+	1	12	1790	125	145	130
Vollkornkekse	1810	431	11	21	2,9	0	44	23	8	14	295	280	75	295
Zwieback	1565	373	9	4	2,5	60	73	13	4	9	250	250	20	100
Apfelkuchen, Hefeteig	590	140	3	3	1,8	22	23	17	2	67	10	120	20	40
Apfelkuchen, Rührteig	910	217	3	9	4,8	90	28	22	1	57	70	90	65	80
Apfelkuchen, Mürbeteig	905	215	3	8	2,1	20	31	20	2	54	85	100	55	65
Apfelstrudel	880	210	3	9	2,0	20	28	26	2	57	75	90	60	70
Berliner, Krapfen	1400	333	9	12	3,8	125	44	16	1	32	240	115	35	110
Biskuitrolle, Konfitüre	1190	283	5	2	0,5	110	23	16	1	67	70	80	60	90
Butterkuchen	1600	381	6	18	10,0	45	47	20	2	26	10	110	40	80
Hefezopf	1325	315	8	9	4,0	105	47	3	2	33	30	185	40	100
Käsekuchen	1010	240	11	7	10,0	50	31	22	2	57	45	120	75	150
Käsesahnetorte	1110	264	8	12	3,0	155	28	20	+	50	50	85	55	105
Nusskuchen	1910	455	5	33	4,0	155	28	16	1	31	375	120	260	260

			Vitamine								Menge*	Lebensmittel
Magnesium mg	Eisen mg	Iod µg	Vitamin A µg	Vitamin E mg	Vitamin B_1 mg	Vitamin B_2 mg	Niacin mg	Vitamin B_6 mg	Vitamin B_{12} µg	Vitamin C mg	g bzw. ml	
85	2,7	5	58	1,5	0,30	0,14	1,9	0,25	0	0	EL 10	Roggenmehl, Type 1800
110	9,0	8	340	12,6	1,00	0,85	2,3	1,80	0	0	EL 10	Roggenkeime
687	5,7	1	3,3	1,0	0,34	0,15	3,3	–	0	0	EL 10	Sorghum
15	3,3	5	3	1,4	0,50	0,15	5,1	0,45	0	0	EL 10	Weizen, Vollkorn
20	1,9	1	0	0,4	0,06	0,03	0,5	0,18	0	0	EL 10	Weizenmehl, Type 405
20	1,1	1	0	0,5	0,11	0,10	0,5	0,10	0	0	EL 10	Weizenmehl, Type 550
70	3,3	2	0	1,4	0,45	0,15	4,8	0,46	0	0	EL 10	Weizenbackschrot
4	0	0	0	0	0	0	+	0	0	0	EL 10	Weizen, Stärke
30	1,0	5	0	1,8	0,12	0,04	1,5	0,10	0	0	EL 10	Weizen, Grieß
150	3,2	5	20	1,4	0,36	0,12	4,5	0,45	0	0	EL 10	Weizen, Flocken
250	8,1	7	10	11,7	2,00	0,72	4,5	3,30	0	0	EL 10	Weizen, Keime
590	3,6	7	5	2,8	0,65	0,51	18,0	2,50	0	0	EL 10	Weizen, Kleie
												Brot und Brötchen
19	1,2	2	0	0,3	0,06	0,05	1,1	0,09	0	0	80	Baguette
35	2,0	9	0	0,5	0,15	0,08	0,9	0,12	0	0	40	Brötchen (Semmel), Roggen
30	1,2	2	0	0,3	0,10	0,03	1,1	0,04	0	0	40	Brötchen (Semmel), Weizen
20	1,0	6	120	1,0	0,06	0,05	2,5	0,06	0	0	30	Croissant, Blätterteig
40	1,6	9	2	0	0,21	0,20	2,5	0,25	0	0	50	Grahambrot
68	4,7	6	2	1,6	0,20	0,18	1,1	0,30	0	0	10	Knäckebrot, Roggen
80	4,0	6	0	1,0	0,20	0,18	1,1	0,35	0	0	10	Knäckebrot, Weizen
20	0,9	6	4	0,4	0,10	0,10	1,8	0,07	0	0	55	Laugenbrezel, -brötchen
70	2,2	6	0	1,0	0,13	0,12	1,2	0,19	0	0	40	Mehrkornbrot
80	1,9	6	0	0,9	0,05	0,05	1,2	0,10	0	0	30	Pumpernickel
35	2,5	9	0	0,7	0,18	0,11	0,9	0,11	0	0	40	Roggenbrot, Graubrot
45	2,4	6	0	1,0	0,17	0,08	1,0	0,12	0	0	40	Roggenmischbrot
64	3,3	9	5	2,0	0,18	0,15	0,6	0,15	0	0	50	Roggenvollkornbrot
31	1,8	6	25	1,5	0,13	0,35	1,1	0,25	0	0	20	Toastbrot, Roggen
56	1,6	6	25	1,8	0,15	0,30	1,1	0,14	0	0	20	Toastbrot, Vollkorn
28	1,4	6	25	1,0	0,10	0,19	1,0	0,10	0	0	20	Toastbrot, Weizen
25	1,0	6	0	0,3	0,08	0,06	1,0	0,04	0	0	30	Weißbrot, Weizenbrot
26	1,5	6	0	0,4	0,14	0,17	1,2	0,09	0	0	40	Weizenmischbrot
90	2,0	6	5	1,0	0,25	0,15	2,5	0,36	0	0	50	Weizenvollkornbrot
30	2,6	6	0	0,4	0,20	0,30	1,0	0,11	0	0	EL 10	Paniermehl
												Dauerbackwaren und Kuchen
25	1,8	6	135	1,4	0,05	0,08	0,5	0,08	0	0	6	Butterkeks
30	1,5	6	20	0,8	0,13	0,15	0,5	0,11	0	0	5	Cracker
50	2,7	6	80	5,5	0,35	0,20	8,0	0,10	0	0	40	Erdnussflips
20	0,8	6	0	0,4	0,02	0,05	0,5	0,05	0	0	10 St. 10	Salzstangen
75	3,2	6	18	7,6	0,72	0,84	1,0	0,25	0	0	5	Vollkornkekse
15	1,0	6	6	1,0	0,11	0,07	1,3	0,04	0	0	10	Zwieback
10	0,6	6	18	0,5	0,04	0,07	1,2	0,05	0,1	6	100	Apfelkuchen, Hefeteig
8	0,6	6	35	0,5	0,03	0,06	0,7	0,04	0,2	2	100	Apfelkuchen, Rührteig
9	0,6	6	50	1,6	0,03	0,04	0,7	0,04	0,1	5	100	Apfelkuchen, Mürbeteig
9	0,6	6	22	2,0	0,03	0,05	0,7	0,04	0	4	100	Apfelstrudel
17	1,3	6	35	0,6	0,07	0,12	2,3	0,10	0,3	0	55	Berliner, Krapfen
8	0,8	6	27	0,3	0,03	0,06	1,0	0,04	0,3	2	50	Biskuitrolle, Konfitüre
18	0,9	6	80	1,0	0,05	0,09	1,7	0,07	0,3	0	55	Butterkuchen
18	1,3	6	45	0,6	0,06	0,12	1,5	0,09	0,3	0	50	Hefezopf
14	0,7	6	35	0,5	0,04	0,24	0,7	0,20	0,8	0	140	Käsekuchen
8	0,7	6	45	0,4	0,03	0,17	0,2	0,05	0,7	0	140	Käsesahnetorte
25	1,1	6	110	7,0	0,07	0,10	1,9	0,08	0,4	0	55	Nusskuchen

* Menge in Portion, Stück/Scheibe, EL oder TL.
\+ ≙ Nährstoff nur in Spuren enthalten
– ≙ keine Analysewerte verfügbar

Lebensmittel 100 g bzw. ml	Energie kJ	Energie kcal	Protein g	Fett g	gesättigte Fettsäuren g	Cholesterin mg	Kohlenhydrate g	Zucker g	Ballaststoffe g	Wasser ml	Mineralstoffe Natrium[1] mg	Mineralstoffe Kalium mg	Mineralstoffe Calcium mg	Mineralstoffe Phosphor mg
Nusssahnetorte	1370	326	4	21	13,0	115	27	15	1	45	70	115	95	110
Obsttorte, Biskuit	850	202	2	2	0,5	250	40	30	5	39	70	115	35	80
Obsttorte, Mürbeteig	1150	274	3	11	2,5	60	38	20	4	42	35	160	30	65
Schwarzwälder Kirschtorte	1100	264	3	14	9,3	95	29	12	1	52	35	95	50	70
Streuselkuchen	1635	389	6	15	8,8	40	54	17	1	21	10	90	30	130
Waffeln	1745	415	4	30	2,5	205	30	3	1	34	100	70	100	125
Zitronenkuchen	2280	543	7	33	4,8	20	50	30	+	9	690	60	50	100
Backpulver	420	100	+	0	0	0	25	0	0	0	11800	50	1100	8430
Hefe	960	229	48	4	0	0	38	0	6	2	35	650	28	600
Frühstückszerealien														
Cornflakes	1490	355	8	1	0,1	0	80	10	4	12	910	140	13	60
Getreideflocken	1420	338	10	4	1,3	0	61	1	8	15	5	435	55	305
Hafer, Schmelzflocken	1480	352	12	8	6,4	0	58	1	5	15	5	320	65	350
Haferflocken, kernige	1568	373	13	7	1,3	0	63	1	5	13	5	340	50	380
Müsli mit Nüssen	1670	398	12	12	2,3	0	55	16	7	12	5	450	90	350
Müsli mit Trockenobst	1475	351	9	5	2,0	0	61	17	8	15	15	520	70	275
Teigwaren/Nudeln														
Eierteigwaren, ungekocht	1515	361	12	3	0,3	95	70	+	3	10	15	160	25	190
Eierteigwaren, gekocht	610	145	5	1	0,1	40	28	+	1	64	160	20	10	50
Vollkornteigwaren, ungekocht	1430	340	13	4	0,4	70	60	1	9	12	60	350	50	350
Vollkornteigwaren, gekocht	575	137	5	2	0,2	30	24	1	4	63	110	25	25	50
Kartoffeln und -produkte														
Pellkartoffeln, gegart	330	79	2	+	0	0	17	1	2	77	3	420	10	50
Salzkartoffeln	290	69	2	+	0	0	15	1	2	79	130	370	20	50
Bratkartoffeln	675	161	3	8	1,7	1	19	1	2	66	250	420	12	65
Kartoffelkroketten	1120	267	2	18	1,8	55	23	1	1	54	380	420	12	80
Kartoffelbrei	315	75	2	2	0,6	8	12	1	1	81	165	260	42	85
Kartoffelchips	2295	546	6	40	11,0	0	41	+	4	7	450	1000	50	145
Kartoffelklöße	420	100	4	1	0,1	50	19	1	1	73	290	345	15	55
Kartoffelpuffer	1310	312	5	21	2,5	45	25	2	2	46	280	500	20	95
Kartoffelstärke	1400	333	1	+	0	0	83	0	+	15	8	15	35	7
Pommes frites	1140	271	4	13	2,3	0	31	+	4	44	300	885	20	100
Süßkartoffel (Batate)	450	107	2	1	0	0	24	4	3	68	4	240	9	18
Gemüse und -produkte														
Artischocken	90	21	2	+	0	0	3	1	11	82	20	185	25	55
Artischockenböden, gegart	120	29	2	+	0	0	5	3	8	83	270	190	30	100
Auberginen	120	29	2	+	0	0	3	2	1	92	130	340	80	20
Avocados	640	152	2	15	2,1	0	4	1	3	74	3	500	10	40
Bambussprossen	140	33	3	+	0,1	0	5	1	2	89	6	470	15	55
Batate	459	108	2	1	0	0	24	4	3	70	4	360	22	39
Blattsellerie	100	24	1	+	0	0	4	1	2	91	95	290	50	40
Blumenkohl	90	21	3	+	0	0	3	2	3	89	16	330	20	55
Bohnen, dick	300	71	6	1	0	0	13	5	2	76	27	360	25	95
Bohnen, grün, Schnittbohnen	140	33	2	+	0,1	0	5	3	2	89	2	250	60	40

			Vitamine								Menge*	Lebensmittel
Magnesium mg	Eisen mg	Iod µg	Vitamin A µg	Vitamin E mg	Vitamin B_1 mg	Vitamin B_2 mg	Niacin mg	Vitamin B_6 mg	Vitamin B_{12} µg	Vitamin C mg	g bzw. ml	
18	0,7	6	80	2,0	0,04	0,11	0,2	0,06	0,4	0	140	Nusssahnetorte
8	0,6	6	105	0,5	0,03	0,08	0,5	0,05	0,2	6	100	Obsttorte, Biskuit
11	1,0	6	30	0,7	0,03	0,04	0,5	0,06	0,1	25	100	Obsttorte, Mürbeteig
11	0,5	6	65	0,4	0,02	0,08	0,2	0,03	0,3	1	140	Schwarzwälder Kirschtorte
8	0,5	6	35	0,5	0,04	0,06	0,7	0,07	0,1	0	55	Streuselkuchen
8	0,9	6	100	0,9	0,03	0,11	0,2	0,04	0,4	0	40	Waffeln
10	0,5	6	0	1,4	0,04	0,04	0,7	0,06	0	0	55	Zitronenkuchen
9	0	0	0	0	0	0	0	0	0	0	10	Backpulver
28	4,9	0	0	0,1	1,43	2,31	17,4	0,81	0	0	40	Hefe
												Frühstückszerealien
14	2,0	1	0	0,4	0,06	0,06	1,4	0,07	0	75	EL 20	Cornflakes
95	3,4	3	3	1,8	0,35	0,12	3,0	0,27	0	0	EL 10	Getreideflocken
135	4,0	6	0	1,5	0,65	0,15	1,0	0,17	0	0	EL 10	Hafer, Schmelzflocken
140	4,6	6	0	1,5	0,60	0,15	1,0	0,17	0	0	EL 10	Haferflocken, kernige
110	4,4	1	2	4,8	0,42	0,10	0,1	0,15	0	0	EL 10	Müsli mit Nüssen
120	3,5	1	40	1,3	0,36	0,17	0,1	0,39	0,1	0	EL 10	Müsli mit Trockenobst
												Teigwaren/Nudeln
65	2,2	2	60	0,2	0,15	0,07	2,0	0,06	0	0	60	Eierteigwaren, ungekocht
10	0,9	2	25	0,1	0,04	0,03	0,9	0,01	0	0	150	Eierteigwaren, gekocht
130	3,6	2	40	0,9	0,45	0,12	3,1	0,40	0	0	60	Vollkornteigwaren, ungekocht
20	1,0	2	25	0,4	0,10	0,04	1,4	0,10	0	0	150	Vollkornteigwaren, gekocht
												Kartoffeln und -produkte
23	0,8	2	1	0,1	0,10	0,04	1,2	0,15	0	18	200	Pellkartoffeln, gegart
23	0,7	2	1	0,1	0,07	0,03	1,1	0,14	0	12	200	Salzkartoffeln
20	1,1	2	1	0,9	0,09	0,04	1,1	0,08	0	16	200	Bratkartoffeln
20	1,1	2	10	1,2	0,07	0,10	1,0	0,06	0,2	8	150	Kartoffelkroketten
15	0,6	3	1	0,2	0,07	0,07	1,1	0,10	0,1	9	200	Kartoffelbrei
65	2,3	4	10	6,0	0,20	0,10	3,4	0,80	0	17	50	Kartoffelchips
20	1,0	2	10	0,3	0,09	0,08	1,0	0,13	0,1	9	200	Kartoffelklöße
30	1,4	2	10	4,5	0,10	0,30	1,0	0,09	0,1	13	150	Kartoffelpuffer
6	1,8	0	0	0	0,01	0,01	0	0,01	0	0	EL 10	Kartoffelstärke
30	1,6	3	7	4,0	0,15	0,20	2,5	0,08	0	23	150	Pommes frites
14	0,6	2	84	0,8	0,06	0,05	0,6	0,30	0	30	200	Süßkartoffel (Batate)
												Gemüse und -produkte
13	0,7	1	16	0,2	0,10	0,02	0,2	0,10	0	4	250	Artischocken
15	0,9	1	24	0,1	0,03	0,01	0,2	0,02	0	2	100	Artischockenböden, gegart
10	0,4	1	7	0	0,04	0,05	0,6	0,09	0	5	250	Auberginen
30	0,6	2	32	1,3	0,08	0,15	1,1	0,56	0	13	200	Avocados
3	0,7	1	5	0,3	0,13	0,08	0,6	0,10	0	7	250	Bambussprossen
18	0,6	2,4	1,3	0,1	0,06	0,05	0,6	0,27	0	30	200	Batate
27	0,5	1	5	0,3	0,03	0,04	0,3	0,08	0	7	125	Blattsellerie
17	0,6	1	2	0,1	0,11	0,10	0,6	0,20	0	73	250	Blumenkohl
38	2,0	1	50	0,3	0,23	0,14	1,0	0,20	0	33	250	Bohnen, dick
25	0,8	2	60	0,7	0,08	0,12	0,5	0,28	0	20	200	Bohnen, grün, Schnittbohnen

* Menge in Portion, Stück/Scheibe, EL oder TL.
+ ≙ Nährstoff nur in Spuren enthalten
– ≙ keine Analysewerte verfügbar

Lebensmittel	Energie		Protein	Fett	gesättigte Fettsäuren	Cholesterin	Kohlenhydrate	Zucker	Ballaststoffe	Wasser	Mineralstoffe			
											Natrium[1]	Kalium	Calcium	Phosphor
100 g bzw. ml	kJ	kcal	g	g	g	mg	g	g	g	ml	mg	mg	mg	mg
Brennnessel	50	12	3	+	0	0	+	0	2	93	18	315	190	60
Brokkoli	110	26	3	+	0	0	3	2	3	89	15	465	105	80
Chicorée	70	17	1	+	0	0	2	+	1	94	5	190	25	26
Chinakohl	55	13	1	+	0	0	1	1	2	94	7	202	40	30
Eisbergsalat	55	13	1	+	0	0	2	2	1	94	2	160	20	18
Endivien	40	10	2	+	0	0	+	+	2	94	55	345	55	55
Erbsen, grün	350	83	7	1	0,1	0	13	10	4	73	2	305	25	108
Essiggurke	70	17	1	+	0	0	3	1	1	93	960	76	30	30
Feldsalat, Rapunzel	65	15	2	+	0	0	1	+	2	92	4	420	35	50
Fenchel	95	23	2	+	0	0	3	+	3	90	90	500	100	50
Fenchelknolle	195	46	2	+	0	0	8	3	4	84	80	460	100	50
Frühlingszwiebel, Schalotte	100	24	2	+	0	0	3	2	2	91	7	260	40	30
Grünkohl	150	36	4	1	0,1	0	3	2	4	86	40	490	210	90
Knoblauch	575	137	6	+	0	0	24	1	4	64	50	620	38	135
Kohlrabi	100	24	2	+	0	0	4	3	1	91	32	380	70	50
Kopfsalat	45	11	1	+	0	0	1	+	2	94	10	225	35	35
Kürbis	100	24	1	+	0	0	5	3	1	91	1	385	22	45
Maiskolben	525	125	3	1	0,9	0	19	3	2	73	90	375	105	40
Mangold	55	13	2	+	0	0	1	1	3	92	90	375	105	40
Mixed Pickles	75	18	1	+	0	0	4	3	2	91	690	110	20	20
Möhre, Karotte	105	25	1	+	0	0	5	4	3	89	60	290	40	35
Paprikaschote	85	20	1	+	0	0	3	3	2	92	2	210	10	30
Pastinake	249	59	1	+	0	0	12	5	2	78	8	523	47	82
Peperoni	85	20	3	1	0,1	0	1	1	2	91	7	220	30	80
Porree, Lauch	100	24	2	+	0	0	3	3	2	91	5	225	87	45
Radicchio	55	13	1	+	0	0	2	+	2	93	10	240	40	27
Radieschen	60	14	1	+	0	0	2	1	2	93	17	250	35	25
Rettich	55	13	1	+	0	0	2	1	1	94	18	220	35	30
Rhabarber	60	14	1	+	0	0	3	1	3	91	2	270	52	25
Rosenkohl	145	35	5	+	0	0	4	2	4	85	7	410	30	85
Rote Bete	170	40	2	+	0	0	9	7	3	86	60	340	30	45
Rotkohl	90	21	2	+	0	0	4	3	3	89	4	265	35	30
Salatgurke	50	12	1	+	0	0	2	1	1	94	9	140	15	25
Sauerampfer	90	21	2	+	0	0	2	+	3	91	4	360	55	70
Sauerkraut	75	18	2	+	0	0	2	1	2	92	355	290	50	45
Schwarzwurzeln	70	17	1	+	0	0	2	+	17	78	5	320	50	75
Sellerieknolle	115	27	1	+	0	0	5	2	4	88	55	235	50	60
Spargel	70	17	2	+	0	0	2	1	2	92	5	205	20	45
Spinat	65	15	3	+	0	0	1	+	2	92	65	635	115	55
Steckrübe	40	10	1	+	0	0	1	1	2	94	10	230	50	30
Tomate	80	19	1	+	0	0	3	2	2	92	6	300	15	26
Weißkohl	105	25	1	+	0	0	5	3	3	89	13	225	45	28
Wirsingkohl	100	24	3	+	0	0	3	2	2	90	9	280	47	55
Zucchini	75	18	2	+	0	0	2	2	1	93	1	200	30	25
Zuckermais	370	88	3	1	0,2	0	16	3	4	74	1	300	6	115
Zwiebel	125	30	1	+	0	0	6	4	3	88	9	175	31	42
Zwiebel, getrocknet	1415	337	10	1	0,3	0	44	28	22	31	105	1040	160	245
Kräuter und Gewürze														
Bärlauch	50	12	+	+	0	0	3	+	2	90	+	336	76	50
Basilikum	200	48	2	1	0	0	8	+	3	85	6	600	370	85
Brunnenkresse	90	21	3	1	0	0	+	+	2	92	50	230	170	50
Curryketchup	775	185	+	+	0	0	45	44	+	52	2300	600	25	40

			Vitamine								Menge*	Lebensmittel
Magnesium mg	Eisen mg	Iod µg	Vitamin A µg	Vitamin E mg	Vitamin B_1 mg	Vitamin B_2 mg	Niacin mg	Vitamin B_6 mg	Vitamin B_{12} µg	Vitamin C mg	g bzw. ml	
20	4,1	1	800	0,2	0,10	0,10	0,3	0,40	0	200	250	Brennnessel
25	1,3	15	145	0,5	0,10	0,21	1,1	0,17	0	114	250	Brokkoli
13	0,7	1	575	0,1	0,05	0,03	0,2	0,05	0	10	125	Chicorée
11	0,6	1	70	0,1	0,03	0,04	0,4	0,16	0	36	125	Chinakohl
5	0,4	1	210	0,6	0,11	0,01	0,4	0,03	0	3	125	Eisbergsalat
10	1,4	6	280	0,5	0,05	0,12	0,4	0,06	0	9	150	Endivien
33	1,8	4	50	0,4	0,30	0,16	2,5	0,16	0	25	250	Erbsen, grün
7	1,6	1	65	0,1	0	0,02	0,2	0,02	0	5	50	Essiggurke
13	2,0	30	650	0,6	0,07	0,08	0,4	0,25	0	35	50	Feldsalat, Rapunzel
30	2,7	1	785	6,0	0,22	0,11	0,2	0,10	0	93	100	Fenchel
45	2,5	2	730	5,6	0,20	0,10	0,2	0,10	0	87	125	Fenchelknolle
12	1,9	1	105	0,1	0,05	0,03	0,2	0,13	0	26	50	Frühlingszwiebel, Schalotte
30	1,9	12	860	1,7	0,10	0,25	2,1	0,04	0	105	250	Grünkohl
25	1,4	3	0	0,1	0,20	0,08	0,6	0,38	0	14	10	Knoblauch
45	0,9	1	35	0,4	0,05	0,05	1,0	0,12	0	64	250	Kohlrabi
11	1,1	3	240	0,4	0,06	0,08	0,3	0,06	0	13	100	Kopfsalat
8	0,8	1	125	1,0	0,05	0,07	0,5	0,11	0	12	250	Kürbis
30	0,5	1	20	0,6	0,15	0,10	1,7	0,66	0	4	250	Maiskolben
70	2,7	6	590	0,5	0,10	0,16	0,6	0,09	0	39	200	Mangold
10	0,7	1	0	0,1	0	0,02	0,2	0,02	0	1	50	Mixed Pickles
18	2,1	4	1600	0,6	0,07	0,05	0,6	0,10	0	7	250	Möhre, Karotte
12	0,8	2	180	0,8	0,06	0,05	0,4	0,27	0	139	250	Paprikaschote
26	0,7	3,6	3,3	0,93	0,08	0,13	0,94	0,11	0	18	200	Pastinake
25	1,2	1	80	0,8	0,07	0,08	0,4	0,30	0	120	200	Peperoni
18	1,0	1	165	0,9	0,10	0,06	0,5	0,25	0	30	250	Porree, Lauch
11	1,5	1	135	0,5	0,04	0,03	0,2	0,10	0	28	125	Radicchio
8	1,5	8	4	0,1	0,03	0,03	0,2	0,06	0	29	125	Radieschen
15	0,8	8	2	0,1	0,03	0,03	0,4	0,06	0	27	125	Rettich
13	0,5	1	12	0,2	0,03	0,03	0,2	0,04	0	10	100	Rhabarber
22	1,1	1	75	0,9	0,15	0,14	0,7	0,28	0	114	250	Rosenkohl
25	0,9	5	2	0,1	0,02	0,04	0,2	0,05	0	10	250	Rote Bete
18	0,5	5	3	1,7	0,07	0,05	0,4	0,15	0	50	250	Rotkohl
8	0,5	2	65	0,1	0,02	0,03	0,2	0,04	0	8	150	Salatgurke
40	8,5	5	585	1,4	0,10	0,20	0,6	0,20	0	47	125	Sauerampfer
14	0,6	4	3	0,1	0,03	0,05	0,2	0,20	0	20	125	Sauerkraut
20	3,3	4	3	0,1	0,10	0,50	0,3	0,16	0	4	250	Schwarzwurzeln
7	0,4	3	2	1,9	0,05	0,05	0,7	0,20	0	6	125	Sellerieknolle
20	1,0	7	85	2,0	0,10	0,10	1,0	0,06	0	21	250	Spargel
58	4,1	12	780	1,6	0,10	0,20	0,6	0,22	0	52	250	Spinat
10	0,5	4	50	0,1	0,05	0,06	0,6	0,02	0	33	250	Steckrübe
20	0,5	1	85	0,8	0,06	0,04	0,5	0,10	0	24	70	Tomate
23	0,5	2	12	1,7	0,05	0,04	0,3	0,11	0	46	250	Weißkohl
12	0,9	2	7	2,5	0,05	0,06	0,5	0,20	0	45	250	Wirsingkohl
20	1,5	2	30	0,5	0,05	0,09	0,4	0,09	0	16	250	Zucchini
50	0,6	2	8	0,1	0,15	0,12	1,7	0,22	0	12	200	Zuckermais
11	0,5	2	1	0,1	0,03	0,03	0,2	0,13	0	9	55	Zwiebel
100	3,3	20	43	0,5	0,25	0,18	1,1	0,50	0	42	5	Zwiebel, getrocknet
												Kräuter und Gewürze
22	2,9	–	–	–	–	–	–	–	0	150	EL 5	Bärlauch
75	7,3	2	450	0	0,03	0,06	0,4	0	0	11	EL 5	Basilikum
15	2,2	18	1000	1,5	0,16	0,06	0,4	0,23	0	62	EL 5	Brunnenkresse
20	1,2	2	100	0	0	0	0	0	0	0	15	Curryketchup

* Menge in Portion, Stück/Scheibe, EL oder TL.
+ ≙ Nährstoff nur in Spuren enthalten
– ≙ keine Analysewerte verfügbar

Lebensmittel 100 g bzw. ml	Energie kJ	Energie kcal	Protein g	Fett g	gesättigte Fettsäuren g	Cholesterin mg	Kohlenhydrate g	Zucker g	Ballaststoffe g	Wasser ml	**Mineralstoffe** Natrium[1] mg	Kalium mg	Calcium mg	Phosphor mg
Dill	230	55	4	1	0	0	8	3	2	83	27	650	230	85
Essig	65	15	+	0	0	0	1	0	0	99	20	90	15	30
Ingwer	255	61	3	1	0	0	11	2	2	81	34	910	95	140
Kräutermischung	600	143	8	4	0,1	0	18	0	6	68	160	1295	590	200
Kräutersalz	90	21	1	+	0	0	4	0	0	1	35100	190	255	160
Kresse	150	36	4	1	0	0	2	1	4	87	5	550	215	38
Meerrettich	260	62	3	+	0	0	12	8	8	75	9	555	105	65
Oregano	240	57	2	2	0	0	8	4	3	83	3	280	265	35
Pesto	2490	593	14	57	8	0	2	1	1	20	2200	180	500	365
Petersilie	105	25	4	+	0	0	1	+	4	89	33	1000	245	128
Salz, iodiert	0	0	0	0	0	0	0	0	0	1	40000	0	0	0
Schnittlauch	115	27	3	+	0	0	5	2	6	84	3	435	130	75
Senf	440	105	6	6	0,3	0	6	1	1	79	2500	200	70	190
Senf, süß	450	107	6	6	0,3	0	8	3	1	77	1250	150	72	180
Sojasoße	295	70	7	1	0	0	9	+	0	81	6000	360	20	210
Tomatenketchup	455	108	2	+	0	0	24	22	1	71	1200	600	25	40
Tomatenmark	215	51	2	1	0	0	9	7	1	85	9	190	27	11
Worcestersoße	610	145	3	2	0	0	27	10	0	66	2000	700	85	105
Pilze														
Austernpilze	45	11	2	+	0	0	+	+	6	90	2	190	25	70
Butterpilze	50	12	2	+	0	0	+	+	6	90	8	420	10	120
Champignons	65	15	3	+	0	0	1	+	2	92	320	120	20	70
Hallimasch	65	15	2	1	0	0	+	+	7	90	8	430	4	120
Pfifferlinge	45	11	2	1	0	0	+	+	6	90	3	370	4	60
Steinpilze	70	17	3	+	0	0	1	+	7	87	6	340	4	85
Hülsenfrüchte														
Bohnen, weiß	1460	348	21	2	0,2	0	57	1	17	2	2	1300	105	430
Bohnensprossen	140	33	5	1	0	0	2	1	2	88	150	310	30	60
Erbsen, gelb, geschält	1500	357	22	1	0	0	59	2	16	1	25	930	51	380
Kichererbsen	1315	313	20	3	0,6	0	49	11	21	5	27	810	125	405
Kichererbsensprossen	600	143	9	1	0	0	26	2	3	59	13	380	36	165
Kidneybohnen	1110	264	22	1	0	0	44	2	16	15	18	1370	100	410
Limabohnen	1200	286	19	1	0,4	0	45	3	20	13	20	1700	85	350
Linsen	1480	352	24	1	0	0	56	2	11	7	4	810	75	410
Saubohnen	1295	308	24	2	0,3	0	49	9	22	1	3	1200	100	400
Sojabohnen	1895	451	34	18	0,2	0	6	7	22	10	4	1750	200	550
Sojadrink	150	36	3	2	0,5	0	2	2	0	91	3	190	3	50
Sojafleisch, trocken	1045	249	37	21	0,3	0	3	3	21	15	4	2100	250	650
Sojamehl	1550	369	37	21	0	0	3	3	19	15	4	1870	195	555
Sojasprossen	240	57	5	1	0	0	3	3	1	88	17	250	42	58
Sojawurst	1310	312	13	27	9,5	0	4	3	2	52	512	302	45	110
Tofu	320	76	7	4	1,3	0	3	+	+	84	4	63	510	95
Obst und -produkte														
Acerola	115	27	+	+	0	0	7	7	2	89	3	80	12	17
Ananas	355	80	+	+	0	0	20	20	1	77	2	170	16	9
Äpfel, frisch	210	50	+	+	0	0	12	12	2	86	3	144	7	12
Äpfel, getrocknet	1170	279	1	1	0	0	65	65	10	21	10	620	30	50
Apfelkompott, gezuckert	310	74	+	+	0	0	19	19	2	77	3	140	4	7

Magnesium mg	Eisen mg	Iod µg	Vitamine: Vitamin A µg	Vitamin E mg	Vitamin B_1 mg	Vitamin B_2 mg	Niacin mg	Vitamin B_6 mg	Vitamin B_{12} µg	Vitamin C mg	Menge* g bzw. ml	Lebensmittel
28	5,5	2	730	1,7	0,19	0,43	0,4	0,30	0	50	EL 5	Dill
22	0,5	0	0	0	0	0	0	0	0	0	EL 15	Essig
130	11,0	2	0	0	0	0	0	0	0	2	5	Ingwer
140	9,8	0	0	2,8	0,24	0,53	0	0,33	0	42	EL 5	Kräutermischung
120	0,8	0	0	0,3	0	0,02	0	0,03	0	2	1	Kräutersalz
40	2,9	2	730	0,7	0,15	0,20	0,4	0,30	0	59	EL 5	Kresse
33	1,4	2	4	0	0,14	0,11	0,6	0,20	0	2	15	Meerrettich
45	7,4	2	300	0	0,06	0	0	0	0	10	EL 5	Oregano
45	1,5	0	190	6,0	0,06	0,20	0	0,09	0,5	2	EL 15	Pesto
40	5,5	2	730	1,7	0,14	0,30	0,8	0,20	0	166	EL 5	Petersilie
0	0	1500	0	0	0	0	0	0	0	0	1	Salz, iodiert
44	1,6	2	50	1,6	0,14	0,15	0,6	0,42	0	47	EL 5	Schnittlauch
80	2,0	0	10	0	0	0,20	+	0,07	0	3	EL 15	Senf
90	2,0	0	10	0	0	0,20	+	0,07	0	3	EL 15	Senf, süß
45	2,7	0	0	0	0,03	0,18	+	0,17	0	0	EL 15	Sojasoße
20	1,2	0	100	0,4	0,07	0,06	1,1	0,13	0	10	EL 15	Tomatenketchup
13	0,5	0	102	5,4	0,09	0,06	1,5	0,05	0	9	EL 15	Tomatenmark
65	6,3	0	0	0,6	0,10	0,11	+	0,60	0	9	EL 15	Worcestersoße
												Pilze
6	1,2	2	2	0,1	0,10	0,40	10	0,05	0	4	125	Austernpilze
13	1,1	2	2	0,3	0,10	0,45	4,0	0,06	0	4	125	Butterpilze
15	1,1	2	2	0,3	0,10	0,45	5,0	0,06	0	4	125	Champignons
12	0,9	2	2	0,1	0,10	0,10	4,0	0,06	0	4	125	Hallimasch
14	6,5	2	217	0,1	0,02	0,20	6,5	0,06	0	6	125	Pfifferlinge
12	1,0	2	2	0,6	0,03	0,37	4,9	0	0	3	125	Steinpilze
												Hülsenfrüchte
130	6,1	1	67	0,2	0,45	0,15	2,0	0,28	0	3	60	Bohnen, weiß
50	1,0	+	0	0,1	0,37	0,22	2,0	0,10	0	20	100	Bohnensprossen
115	5,2	4	13	0,2	0,75	0,27	2,8	0,12	0	1	60	Erbsen, gelb, geschält
155	6,9	1	30	0,1	0,50	0,20	1,5	0,54	0	4	60	Kichererbsen
56	2,3	1	1	0,1	0,23	0,15	1,0	0,27	10	10	100	Kichererbsensprossen
150	6,4	1	1	0,5	0,65	0,20	2,0	0,40	0	4	60	Kidneybohnen
200	6,3	1	1	0,1	0,50	0,20	2,5	0,47	0	0	60	Limabohnen
77	6,9	1	20	1,3	0,45	0,25	2,2	0,60	0	2	60	Linsen
130	6,0	1	65	0,1	0,40	0,20	2,0	0,20	0	0	60	Saubohnen
220	6,6	6	63	1,5	1,00	0,50	2,5	1,00	0	0	60	Sojabohnen
28	0,8	1	1	0,1	0,12	0,04	0,2	0,60	0	0	200	Sojadrink
300	11,0	1	6	13,0	1,10	0,30	25,0	0,50	0	0	100	Sojafleisch, trocken
245	12,1	1	14	1,5	0,77	0,28	2,2	0,50	0	0	EL 10	Sojamehl
25	0,8	1	4	0,1	0,20	0,12	1,2	0,50	7	0	100	Sojasprossen
23	1,6	1	51	4,6	0,06	0,30	1,1	0,50	3	0	30	Sojawurst
25	1,2	1	+	1,0	0,06	0,02	0,2	0,07	0	0	100	Tofu
												Obst und -produkte
12	0,2	1	28	0,1	0,02	0,06	0,4	0,10	0	1700	125	Acerola
17	0,4	5	3	0,1	0,08	0,03	0,2	0,08	0	20	200	Ananas
6	0,5	1	4	0,5	0,04	0,03	0,3	0,10	0	12	125	Äpfel, frisch
42	1,2	1	3	0,2	0,10	0,11	0,8	0,03	0	11	10	Äpfel, getrocknet
3	0,2	1	2	0,2	0,01	0,01	0,1	0,03	0	6	125	Apfelkompott, gezuckert

* Menge in Portion, Stück/Scheibe, EL oder TL.
\+ ≙ Nährstoff nur in Spuren enthalten
– ≙ keine Analysewerte verfügbar

Lebensmittel	Energie		Protein	Fett	gesättigte Fettsäuren	Cholesterin	Kohlenhydrate	Zucker	Ballaststoffe	Wasser	Mineralstoffe			
											Natrium[1]	Kalium	Calcium	Phosphor
100 g bzw. ml	kJ	kcal	g	g	g	mg	g	g	g	ml	mg	mg	mg	mg
Apfelmus, ungezuckert	190	45	+	+	0	0	9	9	2	87	3	110	4	7
Apfelsine	165	39	1	+	0	0	9	9	2	86	1	175	42	22
Aprikose, frisch	205	49	1	+	0	0	11	11	2	84	2	280	17	22
Aprikose, getrocknet	1280	305	5	+	0	0	70	70	9	14	11	1370	82	111
Backobst	1030	245	3	1	0	0	57	57	9	27	10	900	50	75
Bananen	275	65	1	+	0	0	16	16	3	78	1	380	8	27
Birnen	230	55	1	+	0	0	13	13	3	81	2	128	9	13
Brombeeren	200	48	1	+	0	0	9	9	3	85	2	180	44	30
Cashewapfel	225	63	1	1	0,2	0	10	10	3	86	6	150	12	28
Cherimoya	260	62	2	+	0	0	13	13	1	82	2	180	15	40
Clementine	140	33	1	+	0	0	8	8	2	87	4	130	30	18
Datteln, frisch	450	107	1	+	0	0	27	27	3	67	6	350	21	24
Datteln, getrocknet	1140	271	2	+	0	0	65	65	9	34	35	650	63	57
Erdbeeren	150	36	1	+	0	0	7	7	2	88	2	145	25	29
Feigen, frisch	255	61	1	+	0	0	13	13	2	82	2	215	54	32
Feigen, getrocknet	1025	244	4	1	0	0	55	55	10	32	35	850	190	110
Granatäpfel	145	35	+	+	0	0	9	9	3	86	7	290	8	17
Grapefruit	120	29	1	+	0	0	7	7	1	89	1	145	10	13
Guaven	250	60	1	+	0	0	15	15	5	77	4	290	17	30
Hagebutten	380	90	4	0	0	0	19	19	6	69	145	290	255	255
Heidelbeeren	250	60	1	+	0	0	13	13	5	79	1	65	13	11
Himbeeren	165	39	1	+	0	0	8	8	5	84	1	170	40	45
Holunderbeeren	165	39	3	+	0	0	7	7	7	81	1	300	37	57
Honigmelone	90	21	1	+	0	0	5	5	1	91	20	330	6	20
Johannisbeeren, rot	185	44	1	+	0	0	9	9	4	84	1	238	30	27
Johannisbeeren, schwarz	235	56	1	+	0	0	12	12	7	78	1	310	45	40
Kaki	280	67	1	+	0	0	17	17	3	77	4	170	8	25
Kaktusfeigen	160	38	1	1	0	0	7	7	5	84	2	90	25	28
Kirschen, sauer	230	55	1	+	0	0	12	12	1	84	2	115	8	19
Kirschen, süß	265	63	1	+	0	0	14	14	1	82	3	230	17	20
Kiwi	235	56	1	+	0	0	12	12	4	81	4	295	40	30
Limette	130	31	1	2	0	0	2	2	4	91	2	82	13	11
Litschi	315	75	1	1	0	0	9	9	2	85	3	180	8	30
Mandarine	135	32	1	+	0	0	8	8	2	87	2	210	33	19
Mango	185	44	1	+	0	0	11	11	2	84	5	190	10	13
Mirabellen	270	64	1	+	0	0	15	15	2	80	1	230	12	33
Nektarine	245	58	1	+	0	0	16	16	2	79	9	270	4	24
Oliven	595	142	1	14	2,0	0	2	2	2	79	2250	50	95	17
Papaya	110	26	+	+	0	0	8	8	2	88	3	210	20	15
Passionsfrucht	230	55	1	+	0	0	13	13	2	82	28	350	15	55
Pfirsich	175	42	1	+	0	0	10	10	2	85	1	205	8	20
Pflaume, Zwetsche, frisch	245	58	1	+	0	0	14	14	2	81	2	220	15	18
Pflaume, getrocknet	1040	248	2	+	0	0	59	59	9	28	8	825	40	75
Preiselbeeren	180	43	+	+	0	0	9	9	3	86	2	75	14	10
Quitten	160	38	+	+	0,4	0	7	7	6	85	2	200	10	19
Reneklode	240	57	1	+	0	0	14	14	2	81	1	250	13	25
Sanddornbeere	368	89	1	7	0	0	3	3	4	83	4	133	42	9
Satsuma	140	33	1	+	0	0	8	8	2	87	1	90	30	15
Stachelbeeren	180	43	1	+	0	0	9	9	3	85	1	205	25	30
Korinthen	1085	258	2	+	0	0	63	63	7	25	20	710	95	40
Sultaninen	1190	283	2	+	0	0	65	65	7	26	55	860	50	95
Tangarine	140	33	1	+	0	0	9	9	2	86	2	95	30	15
Wassermelone	50	12	+	+	0	0	3	3	2	93	1	160	11	11
Weintrauben	305	73	1	+	0	0	16	16	2	79	2	190	18	20
Zitronen	75	18	1	+	0	0	5	5	4	88	3	150	10	16

Magnesium mg	Eisen mg	Iod µg	Vitamine: Vitamin A µg	Vitamin E mg	Vitamin B_1 mg	Vitamin B_2 mg	Niacin mg	Vitamin B_6 mg	Vitamin B_{12} µg	Vitamin C mg	Menge* g bzw. ml	Lebensmittel
6	0,3	1	3	0,4	0,01	0,02	0,2	0,03	0	3	125	Apfelmus, ungezuckert
14	0,4	1	11	0,3	0,09	0,04	0,4	0,10	0	50	200	Apfelsine
9	0,6	1	265	0,5	0,04	0,05	0,7	0,07	0	10	50	Aprikose, frisch
50	4,4	3	5790	1,0	0,01	0,11	3,3	0,17	0	12	10	Aprikose, getrocknet
40	2,5	1	265	1,0	0,10	0,11	0,6	0,15	0	10	75	Backobst
36	0,6	3	8	0,3	0,05	0,06	0,7	0,37	0	11	150	Bananen
8	0,3	1	3	0,4	0,03	0,04	0,2	0,02	0	5	150	Birnen
30	0,9	1	45	0,7	0,03	0,04	0,4	0,05	0	17	125	Brombeeren
10	0,9	+	127	0,78	0,03	0,02	0,22	0,05	0	252		Cashewapfel
10	0,6	1	0	0,1	0,09	0,10	1,1	0,05	0	15	150	Cherimoya
10	0,2	1	11	0,3	0,09	0,04	0,4	0,05	0	54	60	Clementine
21	0,3	1	25	0,1	0,05	0,06	1,9	0,10	0	12	30	Datteln, frisch
50	1,9	1	30	0,2	0,04	0,07	1,9	0,13	0	3	8	Datteln, getrocknet
15	1,0	1	3	0,1	0,03	0,06	0,6	0,06	0	62	250	Erdbeeren
20	0,6	2	8	0,1	0,06	0,05	0,4	0,10	0	3	30	Feigen, frisch
70	3,2	4	8	0,1	0,11	0,10	1,0	0,12	0	2	20	Feigen, getrocknet
3	0,5	1	0	0,2	0,05	0,02	0,2	0,10	0	7	200	Granatäpfel
9	0,2	1	34	0,3	0,05	0,03	0,2	0,03	0	44	375	Grapefruit
13	0,8	1	0	0,4	0,03	0,04	0,9	0,14	0	200	125	Guaven
104	0,5	1	800	4,2	0,06	0,07	0,5	0,05	0	1250	125	Hagebutten
2	0,9	1	6	2,1	0,02	0,02	0,4	0,06	0	22	125	Heidelbeeren
30	1,0	1	4	0,9	0,03	0,07	0,3	0,08	0	25	125	Himbeeren
7	1,6	1	60	0,1	0,07	0,07	1,5	0,25	0	18	125	Holunderbeeren
10	0,2	1	783	0,1	0,06	0,02	0,6	0,02	0	32	150	Honigmelone
13	0,9	1	4	0,7	0,04	0,03	0,2	0,05	0	36	125	Johannisbeeren, rot
17	1,3	1	13	1,9	0,05	0,05	0,3	0,08	0	190	125	Johannisbeeren, schwarz
8	0,3	1	265	0,1	0,02	0,02	0,3	0,05	0	16	150	Kaki
8	0,3	1	9	0,1	0,01	0,03	0,4	0,05	0	25	50	Kaktusfeigen
8	0,5	1	50	0,1	0,05	0,06	0,4	0,05	0	12	125	Kirschen, sauer
11	0,4	1	6	0,1	0,04	0,04	0,3	0,05	0	15	125	Kirschen, süß
25	0,8	1	7	0,1	0,02	0,05	0,4	0,05	0	71	50	Kiwi
28	0,2	1	2	0,1	0,03	0,02	0,17	0,05	0	44	50	Limette
10	0,4	1	0	0,1	0,03	0,05	0,8	0,05	0	35	125	Litschi
11	0,3	1	71	0,3	0,06	0,03	0,2	0,02	0	32	60	Mandarine
18	0,4	2	200	1,0	0,05	0,04	0,7	0,05	0	37	150	Mango
15	0,5	1	38	0,1	0,06	0,04	0,6	0,05	0	7	35	Mirabellen
13	0,5	1	1	0,1	0,02	0,05	1,0	0,05	0	8	125	Nektarine
19	1,7	1	48	0,5	0,03	0,08	0,5	0,02	0	0	25	Oliven
40	0,4	1	160	0,1	0,03	0,04	0,4	0,05	0	80	150	Papaya
40	1,1	1	108	0,1	0,02	0,10	2,1	0,05	0	20	35	Passionsfrucht
9	0,5	1	15	1,0	0,03	0,05	0,9	0,03	0	10	125	Pfirsich
10	0,4	1	65	0,8	0,07	0,04	0,4	0,05	0	5	35	Pflaume, Zwetsche, frisch
27	2,3	1	23	0,8	0,15	0,12	1,7	0,15	0	4	8	Pflaume, getrocknet
6	0,5	5	4	1,0	0,02	0,02	0,1	0,01	0	12	125	Preiselbeeren
8	0,6	1	6	0,1	0,03	0,03	0,2	0,05	0	14	125	Quitten
10	1,1	1	30	0,1	0,05	0,04	0,6	0,05	0	6	35	Reneklode
30	0,4	1	250	4,1	0,03	0,21	0,26	0,11	0	450	125	Sanddornbeere
10	0,3	1	30	0,5	0,05	0,01	0,1	0,05	0	22	60	Satsuma
15	0,6	1	18	0,6	0,02	0,02	0,3	0,02	0	34	125	Stachelbeeren
36	1,8	1	30	0,7	0,03	0,08	0,5	0,05	0	0	30	Korinthen
35	1,8	1	30	0,7	0,10	0,08	0,5	0,05	0	0	30	Sultaninen
10	0,3	1	93	0,1	0,04	0,01	0,1	0,05	0	23	50	Tangarine
3	0,4	1	87	0,1	0,05	0,05	0,3	0,07	0	6	150	Wassermelone
9	0,5	1	5	0,7	0,05	0,03	0,3	0,07	0	4	125	Weintrauben
28	0,5	1	1	0,1	0,05	0,02	0,2	0,06	0	53	80	Zitronen

* Menge in Portion, Stück/Scheibe, EL oder TL.
+ ≙ Nährstoff nur in Spuren enthalten
– ≙ keine Analysewerte verfügbar

Lebensmittel	Energie		Protein	Fett	gesättigte Fettsäuren	Cholesterin	Kohlenhydrate	Zucker	Ballaststoffe	Wasser	Mineralstoffe			
											Natrium[1]	Kalium	Calcium	Phosphor
100 g bzw. ml	kJ	kcal	g	g	g	mg	g	g	g	ml	mg	mg	mg	mg
Nüsse und Samen														
Cashewnuss	2240	533	18	42	9,1	0	30	9	3	5	15	550	30	375
Erdnüsse, geröstet	2720	648	26	49	7,2	0	9	6	11	3	5	775	65	410
Erdnussbutter	2635	627	28	50	10,0	0	17	8	1	2	10	670	65	410
Haselnuss	2890	688	14	62	3,9	0	13	4	7	2	2	630	225	330
Kokosnuss	2725	649	4	37	31,8	0	5	5	9	43	35	380	20	95
Kokosmilch	35	8	+	+	0	0	1	2	0	96	45	280	27	33
Kokosraspel	2535	604	6	62	54,0	0	6	6	9	21	28	750	22	160
Leinsamen	1760	419	19	31	2,9	0	0	0	6	17	80	200	260	660
Mandeln	2725	649	18	54	4,1	0	16	5	10	2	20	835	250	454
Maronen, Esskastanien	810	193	3	1	0,3	0	42	14	5	49	2	705	33	85
Mohnsamen	2090	498	20	42	4,9	0	4	3	20	12	21	705	2	855
Paranuss	2970	707	14	67	14,6	0	7	4	7	3	2	645	130	675
Pekannuss	2940	700	9	72	5,6	0	4	4	7	6	3	605	75	290
Pinienkerne	2820	671	13	60	4,9	0	21	4	1	3	3	400	12	605
Pistazienkerne	2400	571	21	52	6,1	0	12	8	7	6	5	1020	130	500
Sesamsamen	585	139	21	50	7,6	0	1	+	8	17	45	455	785	605
Sonnenblumenkerne	2540	605	27	49	5,4	0	8	+	7	1	2	725	100	620
Walnuss	2950	702	15	63	6,8	0	14	3	5	1	2	570	85	410
Milch und -produkte														
Vollmilch, 3,5 % Fett	275	65	4	4	2,2	12	5	5	0	85	45	140	120	92
Roh-, Vorzugsmilch	295	70	4	4	2,3	12	5	5	0	85	48	157	120	92
Milch, fettarm 1,5% Fett	190	45	4	2	1,0	5	5	5	0	87	47	155	118	91
Milch, entrahmt 0,3% Fett	145	35	4	0	0,1	3	5	5	0	89	53	150	123	97
Buttermilch	150	36	4	1	0,5	4	4	4	0	89	57	147	110	90
Dickmilch	270	64	4	3	2,1	12	4	4	0	87	48	155	120	102
Joghurt, Vollmilch	310	74	5	4	2,2	12	5	5	0	84	45	140	120	92
Vollmilchjoghurt, mit Früchten	430	102	4	3	1,1	10	15	15	1	76	42	145	120	95
Joghurt, fettarm	210	50	5	2	1,0	5	5	5	0	87	45	150	115	90
Joghurt, entrahmt	165	39	5	0	0,5	1	5	5	0	88	53	150	123	97
Kaffeeweißer, pflanzlich	2260	538	3	35	32,0	0	57	57	0	3	200	900	4	350
Kakaotrunk	245	58	4	1	0,5	12	10	10	0	83	50	160	120	110
Kefir	265	63	4	4	1,0	12	5	5	0	85	46	160	120	90
Kondensmilch, ungez. 7,5% Fett	575	137	7	8	5,3	25	10	10	0	73	100	320	240	190
Kondensmilch, 10% Fett	475	113	9	10	6,1	35	13	13	0	66	130	420	320	250
Molke	100	24	1	+	0	2	5	5	0	93	45	130	68	43
Muttermilch	288	69	1	4	2,0	–	7	7	0	87	12	46	29	15
Sahne, saure	805	192	3	18	12,0	65	4	4	0	73	58	158	110	88
Schlagsahne, 30% Fett	1265	301	2	30	19,0	110	4	4	0	62	35	112	80	63
Sahne (Rahm)	530	126	3	10	8,0	65	4	4	0	81	40	132	100	85
Schmand, 24% Fett	1000	238	3	24	14,0	80	3	3	0	68	49	133	93	74
Crème fraîche, 40% Fett	1580	376	2	40	30,0	120	3	3	0	53	39	105	73	59
Ziegenmilch	281	67	4	4	2,6	11	6	6	0	85	4	181	127	109
Käse und Quark														
Appenzeller, 50% Fett i. Tr.	1615	385	25	32	19,0	75	1	1	0	40	600	100	800	500
Blauschimmelkäse, 50% Fett i. Tr.	1515	361	23	30	19,0	70	1	1	0	44	850	100	700	500
Brie, 50% Fett i. Tr.	1320	314	21	26	17,0	70	1	1	0	50	1170	150	400	188
Butterkäse, 60% Fett i. Tr	1670	398	17	35	12,8	55	1	1	0	45	700	100	600	300
Camembert, 30% Fett i. Tr.	955	227	23	13	7,4	40	1	1	0	61	900	120	600	540
Camembert, 45% Fett i. Tr.	1250	298	21	22	12,8	60	2	2	0	53	975	110	570	350

			Vitamine								Menge*	Lebensmittel
Magnesium mg	Eisen mg	Iod µg	Vitamin A µg	Vitamin E mg	Vitamin B_1 mg	Vitamin B_2 mg	Niacin mg	Vitamin B_6 mg	Vitamin B_{12} µg	Vitamin C mg	g bzw. ml	
												Nüsse und Samen
270	2,8	10	10	0,8	0,63	0,25	1,8	0,45	0	0	2	Cashewnuss
180	2,3	14	110	10	0,25	0,14	14,4	0,40	0	0	50	Erdnüsse, geröstet
175	2,0	12	110	8,6	0,13	0,13	15,0	0,40	0	0	EL 10	Erdnussbutter
150	3,8	2	5	26,6	0,40	0,20	1,4	0,31	0	3	2	Haselnuss
40	2,3	1	0	0,8	0,06	0,01	0,4	0,06	0	0	50	Kokosnuss
28	0,1	0	0	0,1	0,01	0,01	0,1	0,03	0	0	200	Kokosmilch
90	3,6	1	0	0,1	0,04	0,60	0,4	0,05	0	2	EL 10	Kokosraspel
350	8,2	1	0	3,0	0,17	0,16	1,4	0,60	0	0	EL 10	Leinsamen
170	4,1	2	23	25,2	0,22	0,60	4,1	0,16	0	1	2	Mandeln
45	1,4	1	4	1,2	0,23	0,22	0,9	0,35	0	20	5	Maronen, Esskastanien
330	9,5	1	10	4,0	0,85	0,17	1,0	0,44	0	0	EL 10	Mohnsamen
160	3,4	0	3	7,5	1,00	0,04	0,2	0,11	0	1	4	Paranuss
140	2,4	0	13	3,1	0,86	0,13	2,0	0,18	0	2	4	Pekannuss
140	5,2	0	8	0,1	1,30	0,23	4,5	0,10	0	1	EL 10	Pinienkerne
160	7,3	1	25	5,2	0,69	0,20	1,5	0,30	0	7	1	Pistazienkerne
345	10	1	6	5,7	1,00	0,25	5,0	0,75	0	0	EL 10	Sesamsamen
420	6,3	1	2	21,8	1,90	0,14	4,1	0,60	0	0	EL 25	Sonnenblumenkerne
135	2,1	3	10	6,0	0,35	0,10	1,0	0,85	0	3	4	Walnuss
												Milch und -produkte
12	0,1	6	31	0,1	0,04	0,18	0,2	0,05	0,4	2	200	Vollmilch, 3,5% Fett
12	0,1	4	31	0,1	0,04	0,18	0,2	0,05	0,4	2	200	Roh-, Vorzugsmilch
12	0,1	3	13	0	0,04	0,18	0,1	0,05	0,4	2	200	Milch, fettarm 1,5% Fett
14	0,1	3	2	0	0,04	0,17	0,1	0,05	0,3	1	200	Milch, entrahmt 0,3% Fett
15	0,1	3	9	0	0,03	0,16	0,1	0,04	0,2	1	200	Buttermilch
12	0,1	3	31	0,1	0,03	0,18	0,1	0,05	0,5	1	150	Dickmilch
12	0,1	6	31	0,1	0,04	0,18	0,2	0,05	0,4	2	150	Joghurt, Vollmilch
12	0,1	2	20	0,1	0,04	0,15	0,1	0,05	0,2	4	150	Vollmilchjoghurt, mit Früchten
11	0,1	4	13	0,1	0,04	0,17	0,1	0,04	0,4	2	150	Joghurt, fettarm
14	0,1	3	2	0	0,04	0,17	0,1	0,05	0,3	1	150	Joghurt, entrahmt
4	1,0	0	50	1,0	0	0,17	0	0	0	0	EL 10	Kaffeeweißer, pflanzlich
12	0,3	3	30	0,1	0,04	0,17	0,1	0,05	0,4	2	200	Kakaotrunk
14	0,1	4	31	0,1	0,04	0,17	0,1	0,05	0,5	1	150	Kefir
25	0,1	7	53	0,2	0,07	0,37	0,2	0,06	0,4	2	TL 5	Kondensmilch, ungez. 7,5% Fett
35	0,1	9	72	0,2	0,09	0,50	0,3	0,08	0,5	3	TL 5	Kondensmilch, 10% Fett
1	0,1	3	3	0,1	0,04	0,15	0,2	0,04	0,2	2	200	Molke
+	0,1	+	69	0,28	0,02	0,04	0,17	0,02	+	7		Muttermilch
12	0,1	3	74	0,5	0,04	0,16	0,1	0,02	0,4	1	EL 15	Sahne, saure
10	0,1	2	275	0,8	0,03	0,15	0,1	0,04	0,4	1	EL 15	Schlagsahne, 30% Fett
11	0,1	3	74	0,3	0,03	0,16	0,1	0,04	0,4	1	EL 15	Sahne (Rahm)
10	0,1	2	200	0,7	0,04	0,14	0,1	0,02	0,4	1	EL 15	Schmand, 24% Fett
8	0,1	2	275	1,1	0,03	0,11	0,1	0,01	0,4	1	EL 15	Crème fraîche, 40% Fett
11	0,04	+	0,07	+	0,05	0,15	0,32	+	+	2	200	Ziegenmilch
												Käse und Quark
36	0,3	4	350	0,9	0,04	0,44	0,1	0,07	1,8	0	30	Appenzeller, 50% Fett i. Tr.
50	0,4	4	350	0,8	0,04	0,43	1,0	0,12	2,0	0	30	Blauschimmelkäse, 50% Fett i. Tr.
20	0,3	4	280	0,8	0,04	0,52	1,2	0,15	1,8	0	30	Brie, 50% Fett i. Tr.
27	0,4	4	380	1,0	0,05	0,30	0,1	0,06	2,0	0	30	Butterkäse, 60% Fett i. Tr
20	0,2	4	140	0,4	0,04	0,56	1,2	0,15	1,8	0	30	Camembert, 30% Fett i. Tr.
17	0,2	4	240	0,6	0,04	0,50	1,2	0,15	1,5	0	30	Camembert, 45% Fett i. Tr.

* Menge in Portion, Stück/Scheibe, EL oder TL.
+ ≙ Nährstoff nur in Spuren enthalten
– ≙ keine Analysewerte verfügbar

Lebensmittel 100 g bzw. ml	Energie kJ	 kcal	Protein g	Fett g	gesättigte Fettsäuren g	Cholesterin mg	Kohlenhydrate g	Zucker g	Ballaststoffe g	Wasser ml	Mineralstoffe Natrium[1] mg	 Kalium mg	 Calcium mg	 Phosphor mg
Camembert, gebacken	1120	267	14	16	9,3	135	14	1	0	54	525	135	255	245
Chester, 50% Fett i. Tr.	1630	388	25	32	19,3	110	1	1	0	40	775	100	750	500
Doppelrahmfrischkäse, 60% Fett i. Tr.	1485	354	15	35	18,9	95	2	2	0	45	40	80	80	130
Rahmfrischkäse, 50% Fett i. Tr.	1160	276	14	24	14,4	75	1	1	0	59	40	110	110	170
Edamer Käse, 30% Fett i. Tr.	1120	267	25	15	10,1	35	2	2	0	54	800	95	800	570
Edamer Käse, 45% Fett i. Tr.	1550	369	24	26	17,4	60	3	3	0	45	650	65	680	400
Emmentaler Käse, 45% Fett i. Tr.	1620	386	28	30	18,4	90	1	1	0	39	450	105	1020	635
Feta (Schafskäse), 45% Fett i. Tr.	990	236	17	19	12,1	45	1	1	0	61	1300	150	450	335
Gorgonzola	1500	357	19	31	15,2	65	1	1	0	47	600	100	610	355
Goudakäse, 45% Fett i. Tr.	1600	381	24	27	19,4	60	2	2	0	45	800	90	800	450
Harzer-/Korbkäse, <10% Fett	530	126	27	+	0	10	4	4	0	67	1520	100	125	270
Hüttenkäse	440	105	12	4	1,7	10	4	4	0	78	400	50	100	170
Limburger Käse, 20% Fett i.Tr.	790	188	26	9	5,3	20	0	0	0	63	1280	115	510	285
Mozzarella	940	224	20	16	11,0	45	1	1	0	61	520	100	450	350
Parmesankäse	1620	386	39	26	16,0	70	1	1	0	32	705	130	1180	740
Raclettekäse, 48% Fett i. Tr.	1435	342	23	28	17,1	65	1	1	0	46	600	100	750	500
Roquefortkäse	1580	376	22	30	19,5	60	0	0	0	46	1800	91	660	390
Schichtkäse, 10% Fett i. Tr.	330	79	13	2	1,7	5	0	0	0	83	40	130	75	170
Schmelzkäse, 20% Fett i. Tr.	875	208	15	9	6	25	7	7	0	57	1200	200	600	1100
Schmelzkäse, 45% Fett i. Tr.	1175	280	14	24	11,5	55	6	6	0	54	1260	65	545	945
Schmelzkäse, Scheibletten	865	206	22	11	9,0	65	5	5	0	60	1200	200	700	1200
Speisequark, mager	305	73	14	+	0	5	4	4	0	80	40	100	120	180
Speisequark, 20% Fett i. Tr.	480	114	13	5	2,8	15	3	3	0	77	35	90	120	165
Sahnequark, 40% Fett i. Tr.	700	167	12	11	6,3	35	5	5	0	70	35	80	120	180
Kräuterquark, 40% Fett i. Tr.	640	152	10	10	6,0	30	5	5	1	73	390	110	90	160
Tilsiter, 45% Fett i.Tr.	1120	267	26	28	17,6	60	1	1	0	43	780	60	860	500
Weichkäse, 20% Fett i. Tr.	815	194	26	9	6,5	25	1	1	0	62	1280	115	500	285
Hühnereier														
Hühnerei, Stück ca. 57 g	350	83	7	6	1,4	315	1	1	0	45	86	88	32	128
Hühnereidotter, Stück, mittelgroß	285	68	3	6	1,4	315	1	1	0	10	16	32	28	118
Hühnereiklar, Stück, mittelgroß	65	15	4	+	0	0	+	0	0	35	70	56	4	10
Rührei	730	174	12	14	3,3	450	1	1	0	71	165	150	70	200
Spiegelei	930	221	13	18	1,9	550	1	1	0	66	100	110	50	200
Fische														
Aal	875	208	9	18	5,8	145	+	0	0	71	65	220	17	220
Alaska-Seelachs	314	74	17	1	0	50	0	0	0	81	100	338	8	376
Barsch	340	81	18	1	0,1	70	+	0	0	79	45	330	20	200
Felchen	210	50	9	3	0,7	50	+	0	0	86	35	320	60	290
Flunder	330	79	17	2	0	50	+	0	0	79	90	330	25	200
Forelle	220	52	10	1	0,6	55	+	0	0	87	40	465	18	240
Hecht	205	49	10	1	0	65	+	0	0	87	65	250	20	190
Heilbutt	370	88	16	2	0,5	40	+	0	0	80	65	445	15	200
Hering, Filet	865	206	18	15	2,9	60	+	0	0	65	120	315	35	250
Kabeljau-, Dorschfilet	325	77	17	+	0	45	+	0	0	81	85	350	11	190
Karpfen	270	64	10	3	1,0	65	+	0	0	85	45	305	50	215
Lachs	690	164	13	9	2,9	35	+	0	0	76	50	370	13	265
Lengfisch	370	88	19	+	0	5	+	0	0	79	70	225	10	145
Makrele	530	126	12	8	4,2	70	+	0	0	78	95	400	12	245
Rot-/Goldbarschfilet	475	113	18	4	0,9	80	+	0	0	76	80	310	22	200

			Vitamine								Menge*	Lebensmittel
Magnesium mg	Eisen mg	Iod µg	Vitamin A µg	Vitamin E mg	Vitamin B_1 mg	Vitamin B_2 mg	Niacin mg	Vitamin B_6 mg	Vitamin B_{12} µg	Vitamin C mg	g bzw. ml	
16	1,0	4	150	0,6	0,05	0,34	0,8	0,14	1,2	0	110	Camembert, gebacken
30	0,6	4	360	1,0	0,04	0,45	0,1	0,10	1,8	0	30	Chester, 50% Fett i. Tr.
6	0,1	4	310	0,6	0,02	0,20	0,1	0,06	0,7	0	30	Doppelrahmfrischkäse, 60% Fett i. Tr.
10	0,4	4	200	0,5	0,04	0,26	0,1	0,06	0,8	0	30	Rahmfrischkäse, 50% Fett i. Tr.
60	0,6	5	180	0,2	0,06	0,35	0,1	0,06	2,2	0	30	Edamer Käse, 30% Fett i. Tr.
40	0,6	4	280	0,4	0,05	0,30	0,1	0,06	2,1	0	30	Edamer Käse, 45% Fett i. Tr.
35	0,3	4	330	0,4	0,05	0,34	0,1	0,07	2,5	0	30	Emmentaler Käse, 45% Fett i. Tr.
19	0,7	4	210	0,5	0,04	0,30	0,2	0,10	1,5	0	40	Feta (Schafskäse), 45% Fett i. Tr.
20	0,3	4	250	0,6	0,05	0,43	0,3	0,10	0,6	0	30	Gorgonzola
35	0,3	4	300	0,8	0,04	0,30	0,1	0,07	1,9	0	30	Goudakäse, 45% Fett i. Tr.
15	0,3	4	10	0,1	0,03	0,35	0,7	0,03	2,0	0	30	Harzer-/Korbkäse, <10% Fett
9	0,1	4	30	0,1	0,03	0,28	0,1	0,06	1,0	0	50	Hüttenkäse
20	0,4	4	100	0,3	0,05	0,40	0,2	0,10	2,0	0	30	Limburger Käse, 20% Fett i.Tr.
20	0,3	4	200	0,6	0,04	0,35	0,1	0,10	2,0	0	30	Mozzarella
45	1,0	4	250	0,7	0,02	0,62	0,2	0,10	2,0	0	EL 5	Parmesankäse
34	0,3	4	310	0,8	0,04	0,30	0,1	0,06	1,9	0	30	Raclettekäse, 48% Fett i. Tr.
30	0,6	4	310	0,8	0,04	0,59	0,7	0,12	0,6	0	30	Roquefortkäse
10	0,1	4	20	0,1	0,03	0,30	0,1	0,06	1,0	0	50	Schichtkäse, 10% Fett i. Tr.
30	0,9	4	110	0,3	0,03	0,38	0,2	0,07	2,0	0	30	Schmelzkäse, 20% Fett i. Tr.
30	0,9	4	250	0,7	0,03	0,38	0,2	0,07	2,0	0	30	Schmelzkäse, 45% Fett i. Tr.
30	0,9	4	120	0,3	0,03	0,38	0,2	0,07	2,0	0	20	Schmelzkäse, Scheibletten
9	0,4	4	20	0,1	0,04	0,30	0,1	0,03	0,9	1	50	Speisequark, mager
11	0,4	4	44	0,1	0,04	0,27	0,1	0,09	0,8	1	50	Speisequark, 20% Fett i. Tr.
10	0,4	4	100	0,3	0,03	0,24	0,1	0,04	0,7	1	50	Sahnequark, 40% Fett i. Tr.
9	0,3	3	200	0,3	0,03	0,25	0,1	0,03	0,8	2	50	Kräuterquark, 40% Fett i. Tr.
31	0,2	4	280	0,8	0,04	0,35	0,1	0,06	2,3	0	30	Tilsiter, 45% Fett i.Tr.
40	0,4	4	370	0,5	0,05	0,58	1,2	0,12	1,9	0	30	Weichkäse, 20% Fett i. Tr.
												Hühnereier
7	2,0	5	162	1,4	0,07	0,18	0,1	0,06	0,5	0	60	Hühnerei, Stück ca. 57 g
3	1,9	3	162	1,4	0,06	0,08	0,1	0,06	0,4	0	20	Hühnereidotter, Stück, mittelgroß
4	0,1	2	0	0	0,01	0,10	0,1	0	0,1	0	30	Hühnereiklar, Stück, mittelgroß
12	1,8	10	190	1,0	0,10	0,28	0,1	0,08	1,3	0	50	Rührei
12	1,7	10	190	1,2	0,07	0,28	0,1	0,04	1,3	0	50	Spiegelei
												Fische
20	0,6	4	980	5,6	0,18	0,32	2,6	0,28	1,0	2	150	Aal
57	0,2	88	10	0,1	0,17	0,17	3,0	0,10	1,2	0	150	Alaska-Seelachs
20	1,0	4	7	0,1	0,08	0,12	1,7	0,25	1,0	1	200	Barsch
30	0,5	3	21	2,0	0,08	0,08	3,4	0,25	1,0	1	150	Felchen
24	0,5	6	10	0,3	0,20	0,20	3,4	0,25	1,0	1	200	Flunder
25	0,7	3	12	1,0	0,08	0,08	3,4	0,20	4,5	1	150	Forelle
25	1,1	3	15	0,7	0,09	0,06	1,6	0,15	2,0	1	200	Hecht
28	0,6	52	32	0,9	0,08	0,07	5,0	0,42	1,0	1	200	Heilbutt
30	1,1	50	40	1,5	0,05	0,25	4,0	0,45	8,5	1	150	Hering, Filet
19	0,5	170	10	0,3	0,05	0,05	2,0	0,20	0,5	2	150	Kabeljau-, Dorschfilet
30	1,1	2	44	0,5	0,07	0,05	1,9	0,15	1,0	1	200	Karpfen
30	1,0	34	15	0,9	0,17	0,17	7,2	1,00	2,9	1	150	Lachs
42	0,5	30	10	0,3	0,10	0,08	1,5	0,20	0,4	1	200	Lengfisch
30	1,0	50	100	1,6	0,13	0,36	7,7	0,63	9,0	1	200	Makrele
30	0,7	99	12	1,3	0,11	0,08	2,5	0,40	3,8	1	150	Rot-/Goldbarschfilet

* Menge in Portion, Stück/Scheibe, EL oder TL.
+ ≙ Nährstoff nur in Spuren enthalten
– ≙ keine Analysewerte verfügbar

Lebensmittel	Energie		Protein	Fett	gesättigte Fettsäuren	Cholesterin	Kohlenhydrate	Zucker	Ballaststoffe	Wasser	Mineralstoffe			
											Natrium[1]	Kalium	Calcium	Phosphor
100 g bzw. ml	kJ	kcal	g	g	g	mg	g	g	g	ml	mg	mg	mg	mg
Sardelle	427	101	20	2	0,8	70	+	0	0	75	278	82	82	233
Sardine	498	118	19	5	1,2	70	+	0	0	75	100	82	85	258
Schellfisch	250	60	10	+	0,1	60	+	0	0	88	115	300	18	180
Schleie	355	85	18	1	0,4	30	+	0	0	79	80	245	30	155
Scholle	260	62	10	1	0,6	65	+	0	0	88	105	310	60	200
Seehecht	280	67	10	1	0,7	60	+	0	0	87	100	295	40	140
Seelachsfilet	370	88	18	1	0,4	35	+	0	0	79	80	375	15	300
Seezunge	280	67	12	1	0,2	50	+	0	0	85	100	310	30	195
Steinbeißer	390	93	16	3	0,5	2	+	0	0	79	105	280	20	180
Steinbutt	210	50	8	1	0,2	2	+	0	0	89	115	290	17	160
Thunfisch	970	231	22	16	4,2	100	+	0	0	60	43	40	20	200
Zander	375	89	19	1	0,1	30	+	0	0	78	80	240	27	195
Krusten- und Weichtiere														
Auster, ausgelöst	290	69	9	1	0,4	250	5	3	0	83	200	180	85	155
Garnelen, ausgelöst	400	95	19	1	0,3	140	0	0	0	78	145	265	90	225
Hummer, ausgelöst	370	88	16	2	0,2	135	0	0	0	80	270	220	60	235
Krabben	440	105	19	2	0,2	160	2	0	0	75	140	250	100	200
Miesmuscheln, ausgelöst	235	56	10	1	0,6	160	0	0	0	87	300	280	27	250
Scampi	380	90	17	1	0,3	140	1	0	0	79	180	500	68	215
Shrimps, ausgelöst	305	73	17	1	0,2	200	0	0	0	80	375	75	125	150
Tintenfisch	250	60	12	1	0,3	20	+	0	0	85	45	270	27	200
Fischdauerwaren														
Aal, geräuchert	1120	267	14	22	6,6	160	+	0	0	62	85	285	20	240
Bismarckhering	895	213	16	15	2,3	85	+	0	0	67	1090	75	38	150
Brathering	900	214	17	15	1,8	85	+	0	0	66	490	225	26	240
Bückling, geräuchert	610	145	14	9	2,8	90	+	0	0	75	690	345	35	255
Fischfrikadelle, gebraten	995	237	12	14	1,1	50	16	0	2	54	475	135	8	90
Fischstäbchen, TK	840	200	16	7	2,8	50	20	0	1	54	310	130	7	85
Forellenfilet, geräuchert	790	188	32	5	0,9	90	+	0	0	61	955	215	26	270
Heringsfilet in Tomatensoße	910	217	15	15	2,6	50	2	0	0	66	525	350	50	190
Heringssalat	1025	244	5	24	2,5	20	3	0	1	65	860	180	30	200
Kaviar	1017	244	26	16	4,1	300	0	0	0	50	1940	164	51	300
Lachs, geräuchert	605	144	25	5	2,8	50	+	0	0	68	1880	450	20	250
Makrele, geräuchert	685	163	14	11	3,0	105	+	0	0	73	260	275	5	240
Matjeshering	1190	283	16	23	4,6	80	+	0	0	59	2500	235	43	200
Ölsardine, nur feste Teile	1005	239	24	14	2,2	140	1	0	0	59	505	395	330	430
Rollmops	905	215	16	15	1,8	80	+	0	+	67	1200	75	60	140
Sardelle, gesalzen	420	100	18	2	0,7	10	+	0	0	78	5175	240	105	220
Schillerlocke	1260	300	21	24	5,4	100	+	0	0	53	620	60	20	230
Seelachs (Lachsersatz)	630	150	20	8	0,2	40	+	0	0	70	2900	155	30	240
Thunfisch in Öl	1270	302	24	21	2,9	50	+	0	0	53	290	250	10	295
Tintenfisch, paniert	1315	313	11	26	1,0	100	4	0	+	57	45	120	11	150
Geflügel														
Brathähnchen	700	165	20	4	2,3	150	+	0	0	79	70	260	10	160
Ente	945	230	18	14	10,0	70	+	0	0	69	80	210	11	130
Gans	1415	340	16	20	6,1	75	+	0	0	68	85	420	12	180
Hähnchenbrust	605	145	20	3	1,9	100	+	0	0	81	65	265	14	210
Hähnchenkeule	725	175	18	4	3,7	95	+	0	0	81	95	250	15	190

			Vitamine								Menge*	Lebensmittel
Magnesium mg	Eisen mg	Iod µg	Vitamin A µg	Vitamin E mg	Vitamin B_1 mg	Vitamin B_2 mg	Niacin mg	Vitamin B_6 mg	Vitamin B_{12} µg	Vitamin C mg	g bzw. ml	
20	4,9	+	20	+	0,07	0,27	20	0,96	1,0	0	50	Sardelle
24	2,4	32	20	+	0,02	0,25	9,7	0,96	140	0	50	Sardine
25	0,6	243	17	0,4	0,05	0,17	3,1	0,16	0,9	1	200	Schellfisch
18	0,8	3	1	0,1	0,08	0,18	4,0	0,18	1,0	1	200	Schleie
22	0,9	52	3	0,1	0,21	0,22	4,0	0,22	1,5	2	200	Scholle
20	0,8	50	3	0,1	0,10	0,20	3,0	0,15	1,0	1	200	Seehecht
23	1,0	200	11	0,2	0,10	0,35	4,0	0,15	2,3	0	150	Seelachsfilet
50	0,8	17	2	0,1	0,06	0,10	3,0	0,20	1,0	0	150	Seezunge
27	1,0	50	18	2,1	0,20	0,06	2,4	0,20	1,0	1	200	Steinbeißer
45	0,5	50	1	0,1	0,02	0,15	3,0	0,20	1,0	1	200	Steinbutt
20	1,0	50	450	0,3	0,16	0,16	8,5	0,46	4,3	1	200	Thunfisch
18	1,4	3	2	0,1	0,16	0,25	2,3	0,24	1,0	1	200	Zander
												Krusten- und Weichtiere
40	5,8	58	93	0,9	0,16	0,20	2,2	0,22	14,5	1	20	Auster, ausgelöst
65	1,8	130	2	0,1	0,05	0,03	2,4	0,13	0,8	2	50	Garnelen, ausgelöst
25	1,0	100	1	1,5	0,13	0,09	1,8	0,18	0,5	1	50	Hummer, ausgelöst
70	1,7	50	0	1,0	0,05	0,04	2,0	0,13	0,9	1	50	Krabben
35	5,1	50	54	0,8	0,16	0,22	1,6	0,08	8,0	3	100	Miesmuscheln, ausgelöst
40	1,3	130	25	1,0	0,10	0,08	3,0	0,30	0,5	2	50	Scampi
50	2,5	100	2	0,1	0,01	0,02	2,0	0,04	2,5	1	50	Shrimps, ausgelöst
30	1,0	50	450	2,4	0,10	0,10	8,5	0,40	2,5	1	150	Tintenfisch
												Fischdauerwaren
25	0,7	4	940	5,5	0,20	0,36	3,5	0,16	1,1	1	50	Aal, geräuchert
12	1,5	38	36	1,8	0,05	0,21	3,0	0,15	8,0	0	100	Bismarckhering
40	1,1	38	20	1,5	0,01	0,13	3,9	0,20	7,0	0	100	Brathering
30	1,1	38	28	1,2	0,04	0,25	4,3	0,50	6,9	0	50	Bückling, geräuchert
9	0,5	25	8	0,5	0,11	0,15	4,0	0,08	2,5	0	50	Fischfrikadelle, gebraten
8	0,4	50	8	0,7	0,13	0,13	4,0	0,09	1,5	0	125	Fischstäbchen, TK
23	1,2	4	80	3,8	0,07	0,19	3,4	0,12	2,1	10	50	Forellenfilet, geräuchert
60	1,9	30	10	2,0	0,06	0,18	2,0	0,29	3,9	5	100	Heringsfilet in Tomatensoße
20	1,0	30	10	1,0	0,04	0,06	2,0	0,10	0,5	0	50	Heringssalat
–	1,4	1	561		0,09	0,35	4,0	–	–	0		Kaviar
32	0,6	50	15	0,9	0,16	0,17	7,2	0,60	3,4	1	40	Lachs, geräuchert
30	1,2	50	30	0,3	0,14	0,35	7,7	0,50	5,6	1	50	Makrele, geräuchert
35	1,3	40	15	1,5	0,05	0,21	3,0	0,38	5,0	0	80	Matjeshering
50	2,7	32	60	1,7	0,05	0,30	6,5	0,22	0,2	0	50	Ölsardine, nur feste Teile
30	2,6	30	9	0,3	0,05	0,14	2,5	0,24	0,1	1	50	Rollmops
45	4,3	30	17	0,4	0,06	0,23	6,0	0,43	0,2	0	15	Sardelle, gesalzen
30	1,1	50	20	0,5	0,05	0,10	3,0	0,15	0,5	0	65	Schillerlocke
30	0,6	100	10	1,5	0,05	0,18	2,0	0,20	2,0	1	50	Seelachs (Lachsersatz)
20	1,2	50	370	9,0	0,05	0,06	10,8	0,25	1,3	1	50	Thunfisch in Öl
15	0,6	50	528	4,9	0,09	0,19	8,0	0,16	0,7	1	125	Tintenfisch, paniert
												Geflügel
20	0,7	4	35	0,1	0,08	0,14	6,8	0,30	0,4	2	125	Brathähnchen
15	2,4	4	50	0,5	0,14	0,30	3,5	0,33	1,8	0	125	Ente
25	1,9	4	65	0,8	0,12	0,26	6,8	0,39	0,8	0	125	Gans
25	1,1	4	30	0,3	0,07	0,09	10,5	0,53	0,3	1	125	Hähnchenbrust
30	1,8	4	30	0,1	0,10	0,24	5,6	0,30	0,3	0	125	Hähnchenkeule

* Menge in Portion, Stück/Scheibe, EL oder TL.
+ ≙ Nährstoff nur in Spuren enthalten
– ≙ keine Analysewerte verfügbar

Lebensmittel 100 g bzw. ml	Energie kJ	Energie kcal	Protein g	Fett g	gesättigte Fettsäuren g	Cholesterin mg	Kohlenhydrate g	Zucker g	Ballaststoffe g	Wasser ml	Mineralstoffe Natrium[1] mg	Kalium mg	Calcium mg	Phosphor mg
Putenfleisch	660	160	20	3	1,4	75	+	0	0	72	50	270	10	170
Suppenhuhn	1065	260	19	13	6,5	75	0	0	0	65	80	350	11	180
Kalbfleisch														
Kalbsfilet	390	90	21	1	0,6	70	+	0	0	75	95	350	12	200
Kalbskeule	450	110	21	2	0,6	90	+	0	0	75	85	340	13	200
Kalbskotelett	475	113	21	3	2,5	70	+	0	0	74	95	370	13	195
Kalbsleber	365	85	15	4	1,3	360	+	0	0	75	90	315	9	305
Rindfleisch														
Filet	510	120	21	1	0,5	70	+	0	0	75	42	340	3	165
Hackfleisch	865	210	21	9	5,6	70	+	0	0	69	70	300	10	160
Herz	510	120	17	5	1,3	150	+	0	0	77	110	285	9	195
Hochrippe	650	155	21	9	3,6	65	+	0	0	69	55	315	4	150
Keule	625	150	19	2	1,3	120	+	0	0	75	80	355	3	195
Leber	480	114	19	4	1,4	260	+	0	0	75	115	290	7	350
Ochsenschwanz	770	185	20	12	5,6	65	+	0	0	66	107	206	4	150
Roastbeef, Lende	550	130	22	4	1,7	70	+	0	0	72	55	335	3	155
Rumpsteak	415	99	21	2	1,5	80	+	0	0	75	225	335	15	175
Tatar	485	115	22	3	1,3	70	+	0	0	73	40	390	10	190
Zunge	860	205	16	6	3,7	110	+	0	0	75	100	255	10	230
Schweinefleisch														
Bauch	1080	260	18	21	9,1	59	+	0	0	50	59	155	1	55
Eisbein	1015	245	18	20	5,3	70	+	0	0	60	60	245	11	90
Filet	450	105	22	2	0,8	55	+	0	0	69	75	350	2	175
Hackfleisch	1195	280	19	11	7,0	65	+	0	0	67	40	390	9	190
Hinterschinken	1010	240	18	19	0	85	+	0	0	61	75	290	9	170
Kasseler	1020	243	21	17	4,1	70	+	0	0	60	760	225	15	160
Kotelett	540	130	22	5	1,8	55	+	0	0	69	60	325	11	150
Leber	540	130	21	6	1,4	350	+	0	0	72	75	350	10	360
Lende	450	107	22	2	1,0	65	+	0	0	74	60	385	5	190
Schnitzel, mager	440	105	22	2	0,7	70	+	0	0	75	70	290	9	170
Schulter	910	220	18	9	2,5	70	+	0	0	69	75	290	9	150
Sonstige Fleischarten														
Hammelfleisch	473	112	20	4	1,6	65	0	0	0	75	94	289	12	162
Hirsch	475	112	21	3	1,5	110	+	0	0	79	60	330	7	195
Kaninchenfleisch	635	150	21	8	1,1	70	+	0	0	69	50	380	15	225
Lammgulasch	1200	290	16	6	2,0	70	+	0	0	54	65	260	7	150
Lammkeule	490	116	20	5	1,8	70	+	0	0	61	80	380	10	215
Lammkotelett	900	220	19	16	14,6	70	+	0	0	65	60	230	7	140
Reh	410	100	21	1	0,5	110	+	0	0	76	85	340	25	220
Wurst und Fleischwaren														
Bierschinken	670	160	19	19	4,2	65	+	0	0	64	750	260	15	150
Blutwurst/Rotwurst	1195	290	15	44	10,5	60	+	0	0	40	680	40	7	22

			Vitamine								Menge*	Lebensmittel
Magnesium mg	Eisen mg	Iod µg	Vitamin A µg	Vitamin E mg	Vitamin B_1 mg	Vitamin B_2 mg	Niacin mg	Vitamin B_6 mg	Vitamin B_{12} µg	Vitamin C mg	g bzw. ml	
20	0,8	4	10	0,5	0,10	0,18	8,0	0,45	1,4	0	100	Putenfleisch
30	1,5	4	50	0,3	0,08	0,14	8,8	0,35	0,5	0	125	Suppenhuhn
												Kalbfleisch
16	2,1	3	0	0	0,15	0,30	6,5	0,40	2,0	0	125	Kalbsfilet
16	2,3	3	0	0	0,15	0,27	6,6	0,40	2,0	0	125	Kalbskeule
16	2,1	3	1	0,6	0,14	0,26	6,5	0,40	2,0	0	125	Kalbskotelett
19	7,9	3	21900	0,2	0,28	2,61	15,0	0,90	100	35	100	Kalbsleber
												Rindfleisch
22	2,3	7	20	0,5	0,23	0,26	7,5	0,40	5,0	0	125	Filet
15	2,5	7	12	0,6	0,16	0,16	4,0	0,30	1,5	0	100	Hackfleisch
25	5,1	30	6	0,6	0,53	0,88	6,8	0,28	10	0	125	Herz
18	2,1	7	15	0,5	0,08	0,15	4,3	0,50	3,8	0	150	Hochrippe
20	2,6	7	10	0,6	0,09	0,17	4,5	0,36	3,8	0	125	Keule
17	6,5	14	15300	0,7	0,30	2,90	13,6	0,71	65,0	31	100	Leber
20	2,5	5	12	0,5	0,20	0,16	4,0	0,30	5,0	0	125	Ochsenschwanz
23	2,5	7	15	1,1	0,09	0,16	4,9	0,40	5,0	0	125	Roastbeef, Lende
25	3,1	7	5	0,3	0,07	0,30	4,0	0,40	2,0	0	125	Rumpsteak
20	3,0	7	5	0,1	0,18	0,20	4,0	0,40	2,0	0	100	Tatar
10	3,0	5	0	0,2	0,14	0,29	4,6	0,13	4,0	0	125	Zunge
												Schweinefleisch
20	1,4	3	5	0,1	1,00	0,22	4,5	0,43	2,0	0	125	Bauch
18	1,5	3	8	0,2	0,32	0,19	3,3	0,34	1,0	0	150	Eisbein
22	3,0	5	6	0,1	1,10	0,31	6,5	0,48	3,0	0	125	Filet
20	3,0	5	5	0,2	0,80	0,20	4,0	0,40	2,0	0	100	Hackfleisch
20	1,7	5	0	0,1	0,80	0,19	4,3	0,39	2,0	0	125	Hinterschinken
20	1,9	5	5	0,1	0,56	0,14	4,0	0,33	3,0	0	125	Kasseler
25	1,8	5	9	0,6	0,80	0,19	4,3	0,50	2,0	0	125	Kotelett
21	15,8	14	39100	0,2	0,31	3,17	15,7	0,59	39,0	23	100	Leber
25	1,5	5	6	0,1	0,95	0,28	4,0	0,48	3,0	0	125	Lende
21	1,7	5	6	0,1	0,80	0,19	4,3	0,39	3,0	0	125	Schnitzel, mager
20	1,8	5	9	0,1	0,89	0,22	4,5	0,47	2,0	0	125	Schulter
												Sonstige Fleischarten
19	1,8	+	4	+	0,188	0,25	5,8	+	+	0	100	Hammelfleisch
21	2,3	5	0	0,1	0,10	0,25	7,0	0,30	1,0	0	125	Hirsch
30	3,5	5	0	0,1	0,10	0,07	7,0	0,30	10	0	125	Kaninchenfleisch
20	1,2	2	0	0,2	0,10	0,18	5,0	0,17	2,0	0	125	Lammgulasch
23	2,7	2	0	0,5	0,16	0,22	5,2	0,29	1,0	0	125	Lammkeule
17	1,2	2	0	0,2	0,09	0,16	5,0	0,15	1,0	0	125	Lammkotelett
20	3,0	5	0	0,1	0,10	0,25	7,0	0,30	1,0	0	125	Reh
												Wurst und Fleischwaren
18	1,5	5	0	0,1	0,31	0,18	3,8	0,39	2,0	20	25	Bierschinken
8	6,4	5	6	0,1	0,07	0,13	1,2	0,10	0,8	0	25	Blutwurst/Rotwurst

* Menge in Portion, Stück/Scheibe, EL oder TL.
+ ≙ Nährstoff nur in Spuren enthalten
– ≙ keine Analysewerte verfügbar

Lebensmittel 100 g bzw. ml	Energie kJ	 kcal	Protein g	Fett g	gesättigte Fettsäuren g	Cholesterin mg	Kohlenhydrate g	Zucker g	Ballaststoffe g	Wasser ml	Mineralstoffe Natrium[1] mg	 Kalium mg	 Calcium mg	 Phosphor mg
Bockwurst	1130	275	13	25	9,1	65	+	0	0	61	700	90	11	65
Bratwurst, Kalb	1115	270	11	25	9,3	85	+	0	0	63	190	195	5	190
Bratwurst, Schwein	1205	290	15	29	9,9	100	+	0	0	59	520	140	5	190
Brühe, gekörnt	760	181	24	9	6,8	0	+	0	0	67	25000	500	150	50
Cervelatwurst	1633	395	20	41	14,5	95	+	0	0	40	1260	300	25	150
Corned Beef, deutsch	610	145	22	6	1,5	70	+	0	0	70	830	140	30	130
Currywurst	1260	300	19	24	8,4	75	+	0	0	55	1050	325	22	290
Fleischwurst	1355	323	11	30	8,8	85	+	0	0	57	830	200	14	130
Frankfurter Würstchen	1015	240	12	21	9,0	65	+	0	0	64	1150	155	8	105
Frikadelle	800	190	18	10	2,8	65	6	1	1	74	350	275	27	210
Geflügelwurst	465	111	16	5	1,9	5	+	0	0	77	1575	330	25	460
Gelatine, Blatt	1430	340	84	+	0	0	+	0	0	14	30	20	10	1
Gelbwurst	1145	275	14	33	9,8	70	+	0	0	53	35	290	8	135
Jagdwurst	845	205	15	33	5,7	80	+	0	0	53	820	260	14	145
Kasseler Aufschnitt	1095	261	23	18	3,2	80	+	0	0	57	760	395	35	215
Knackwurst	1295	308	12	28	18,0	60	+	0	0	58	1190	195	28	145
Lachsschinken	1345	320	30	5	1,5	95	+	0	0	48	700	265	20	210
Leberkäse, Fleischkäse	1215	295	12	23	9,0	85	+	0	+	62	600	300	4	150
Leberwurst, grob	1465	355	14	40	11,9	225	1	0	+	45	810	145	40	150
Leberwurst, mager	1110	264	17	21	8,9	200	+	0	0	60	400	140	9	240
Lyoner, Breslauer	1275	310	11	30	16,8	55	+	0	0	56	840	180	14	330
Mettwurst (Braunschweiger)	1565	380	15	32	11,4	95	+	0	0	35	1090	215	13	160
Mortadella	1125	270	12	32	11,3	90	+	0	0	54	670	205	40	145
Münchner Weißwurst	1075	260	14	15	6,0	70	+	0	0	60	620	125	25	460
Pfälzer Saumagen	895	213	10	7	2,4	40	6	1	1	66	1185	370	20	155
Rostbratwurst	1015	242	30	13	12,0	80	+	0	0	55	240	350	26	215
Salami	1660	400	20	31	11,0	120	+	0	0	34	1260	320	35	170
Schinken, gekocht	1105	263	19	20	10,3	80	+	0	0	59	960	300	12	150
Schinken, geräuchert, roh	1405	335	16	29	12,5	110	+	0	0	53	1500	250	10	210
Speck, durchwachsen	2690	640	9	65	27,9	80	+	0	0	24	1200	240	5	120
Speck, fett	3155	751	2	80	33,5	90	+	0	0	16	1700	200	10	120
Sülzwurst	1290	307	23	23	8,6	85	+	0	0	52	450	115	12	110
Teewurst	1560	371	16	33	9,4	90	+	0	0	49	1175	330	17	170
Wiener Würstchen	1090	265	14	21	9,6	60	+	0	0	62	1180	245	15	370
Speisefette und Öle														
Butter	3100	738	1	83	53,3	240	0	0	0	14	5	16	13	20
Halbfettbutter	1550	369	3	40	26,6	120	0	0	0	55	10	20	20	20
Butterschmalz	3685	877	0	100	62,6	285	0	0	0	0	30	15	6	20
Erdnussbutter	2635	627	28	50	10,0	0	17	8	1	2	10	670	65	410
Erdnussöl	3700	881	0	100	19,8	0	0	0	0	0	0	0	0	0
Gänseschmalz	3700	881	0	100	37,4	100	0	0	0	0	5	1	1	5
Kokosfett	3700	881	1	99	87,0	0	0	0	0	0	2	2	2	1
Maiskeimöl	3700	881	0	100	13,0	0	0	0	0	0	1	1	15	0
Margarine	2970	707	1	80	15,0	7	0	0	0	17	100	7	10	10
Halbfettmargarine	1495	356	6	40	7,5	4	0	0	0	52	390	7	12	8
Olivenöl	3700	881	+	100	13,9	0	0	0	0	0	1	0	0	0
Rapsöl	3700	881	0	100	7,2	0	0	0	0	0	0	0	0	0
Rindertalg	3680	876	1	97	50,0	100	0	0	0	1	11	6	3	7
Schweineschmalz	3700	881	+	100	39,3	90	0	0	0	0	1	1	1	3
Sojaöl	3700	881	0	100	14,8	0	0	0	0	0	0	0	0	0
Sonnenblumenöl	3700	881	0	100	10,9	0	0	0	0	0	0	1	0	0
Weizenkeimöl	3700	881	0	100	17,4	0	0	0	0	0	0	0	0	0

			Vitamine								Menge*	**Lebensmittel**
Magnesium mg	Eisen mg	Iod µg	Vitamin A µg	Vitamin E mg	Vitamin B_1 mg	Vitamin B_2 mg	Niacin mg	Vitamin B_6 mg	Vitamin B_{12} µg	Vitamin C mg	g bzw. ml	
10	0,6	5	2	0	0,23	0,06	3,0	0,12	0,6	20	100	Bockwurst
15	1,0	5	3	0,3	0,28	0,22	3,2	0,36	1,5	20	150	Bratwurst, Kalb
15	1,0	5	3	0,3	0,28	0,22	3,2	0,36	1,5	20	150	Bratwurst, Schwein
700	2,0	0	0	0,1	0,20	0,24	0	0	0	0	EL 10	Brühe, gekörnt
11	1,7	5	4	0,3	0,10	0,20	4,0	0,40	1,9	20	20	Cervelatwurst
15	2,5	5	10	0,1	0,03	0,10	4,0	0,14	1,0	20	25	Corned Beef, deutsch
25	1,7	5	1	0,3	0,15	0,14	2,3	0,23	0,8	20	100	Currywurst
13	1,7	5	3	0,2	0,50	0,16	2,4	0,27	1,3	20	100	Fleischwurst
11	1,8	5	3	0,6	0,18	0,19	2,3	0,14	2,0	20	80	Frankfurter Würstchen
18	1,8	5	21	0,5	0,32	0,20	2,0	0,16	1,2	0	50	Frikadelle
30	1,9	5	24	0,4	0,18	0,23	2,0	0,44	0,6	20	25	Geflügelwurst
0	0	6	0	0	0	0	0	0	0	0	2	Gelatine, Blatt
17	2,2	5	5	0,1	0,40	0,15	4,0	0,29	1,4	0	25	Gelbwurst
20	2,9	5	0	0,2	0,11	0,12	4,0	0,47	2,5	20	25	Jagdwurst
40	1,7	5	4	0,1	0,91	0,24	4,0	0,54	2,5	0	25	Kasseler Aufschnitt
20	2,0	5	15	0,1	0,20	0,20	2,0	0,14	2,0	20	100	Knackwurst
25	3,8	5	6	0,2	0,35	0,19	4,0	0,28	2,3	0	20	Lachsschinken
15	2,0	5	4	0,3	0,10	0,12	4,2	0,30	2,0	0	25	Leberkäse, Fleischkäse
15	5,3	5	8300	0,2	0,21	0,92	3,6	0,20	7,8	20	30	Leberwurst, grob
7	5,5	5	1700	0,1	0,15	1,10	4,5	0,31	9,6	20	30	Leberwurst, mager
14	1,0	5	3	0,1	0,44	0,10	4,0	0,19	0,9	20	25	Lyoner, Breslauer
11	1,6	5	3	0,1	0,20	0,15	0,3	0,85	4,7	20	20	Mettwurst (Braunschweiger)
19	3,1	5	0	0,1	0,10	0,15	3,1	0,27	1,3	20	20	Mortadella
22	2,1	5	2	0,2	0,43	0,13	2,4	0,33	1,6	20	80	Münchner Weißwurst
30	1,9	5	4	0,2	0,29	0,15	3,0	0,30	1,4	5	80	Pfälzer Saumagen
33	2,6	5	4	0,3	0,11	0,21	3,0	0,34	1,5	20	100	Rostbratwurst
43	2,7	5	6	0,3	0,18	0,20	2,6	0,56	1,4	20	10	Salami
24	2,4	5	27	0,1	0,58	0,20	3,5	0,36	0,6	0	50	Schinken, gekocht
20	2,0	5	0	0,1	0,50	0,21	3,5	0,40	0,1	0	50	Schinken, geräuchert, roh
15	0,6	5	0	0,4	0,48	0,18	2,3	0,15	0,7	0	35	Speck, durchwachsen
15	0,8	5	0	0,3	0,40	0,14	2,0	0,35	1,0	0	35	Speck, fett
10	2,0	5	438	0,1	0,10	0,18	2,0	0,13	5,2	10	25	Sülzwurst
23	1,6	5	6	0,2	0,63	0,17	3,0	0,32	1,6	20	20	Teewurst
18	1,4	5	3	0,2	0,34	0,16	3,1	0,24	1,2	20	80	Wiener Würstchen
												Speisefette und Öle
3	0,2	3	590	2,2	0,01	0,02	0,1	0,01	0	0	EL 10	Butter
3	0,1	0	380	1,0	0,01	0,02	0,1	0,01	0	0	EL 10	Halbfettbutter
1	0	0	850	3,6	0	0	0	0	0	0	EL 10	Butterschmalz
175	2,0	12	110	8,6	0,13	0,13	15,0	0,40	0	0	EL 10	Erdnussbutter
0	0,1	0	0	25,5	0	0	0	0	0	0	EL 10	Erdnussöl
0	0	0	0	2,7	0	0	0	0	0	0	EL 10	Gänseschmalz
1	0,1	0	1	0,6	0	0	0	0	0	0	EL 10	Kokosfett
0	1,3	0	23	30	0	0	0	0	0	0	EL 10	Maiskeimöl
1	0,1	0	500	16,0	0	0	0,1	0	0	0	EL 10	Margarine
1	0	0	500	6,0	0	0	0	0	0	0	EL 10	Halbfettmargarine
0	0,4	0	120	12,0	0	0	0	0	0	0	EL 10	Olivenöl
0	0	0	550	23	0	0	0	0	0	0	EL 10	Rapsöl
1	0,3	0	280	1,3	0	0	0	0	0	0	EL 10	Rindertalg
1	0	10	0	1,6	0	0	0	0	0	0	EL 10	Schweineschmalz
0	0	0	583	29,0	0	0	0	0	0	0	EL 10	Sojaöl
0	0	2	4	50	0	0	0	0	0	0	EL 10	Sonnenblumenöl
0	0	0	0	215,0	0	0	0	0	0	0	EL 10	Weizenkeimöl

* Menge in Portion, Stück/Scheibe, EL oder TL.
\+ ≙ Nährstoff nur in Spuren enthalten
– ≙ keine Analysewerte verfügbar

Lebensmittel	Energie		Protein	Fett	gesättigte Fettsäuren	Cholesterin	Kohlenhydrate	Zucker	Ballaststoffe	Wasser	Mineralstoffe			
											Natrium[1]	Kalium	Calcium	Phosphor
100 g bzw. ml	kJ	kcal	g	g	g	mg	g	g	g	ml	mg	mg	mg	mg
Mayonnaise, 80 % Fett	3080	733	2	80	12,0	70	3	1	0	13	480	18	18	60
Salatmayonnaise	2130	507	1	52	5,5	50	5	5	0	40	500	15	14	30
Remoulade	2120	505	1	50	28,9	60	9	4	0	38	430	70	25	53
Salatsoße, französisch	2120	505	2	32	4,0	0	12	12	0	54	750	45	30	15
Salatsoße, Joghurt	845	201	2	8	3,0	10	11	11	0	69	750	195	122	90
Thousand Island	1285	306	2	26	5,0	2	14	14	0	56	750	110	45	40
Sonstige Lebensmittel														
Bienenhonig	1275	304	+	+	0	0	81	81	0	17	7	45	5	20
Eiscreme	860	205	4	12	7,0	12	21	21	0	61	60	200	160	120
Fruchtbonbons	1500	357	0	0	0	0	100	100	0	0	1	0	0	0
Fruchteis	575	137	2	2	0,8	5	29	0	1	64	20	120	45	80
Fruchtgummi	1400	333	10	0	0	0	80	80	0	8	60	1	2	1
Gelee	1160	276	0	0	0	0	65	65	0	33	4	50	10	10
Invertzuckercreme	1405	331	+	0	0	0	83	83	0	17	19	5	6	0
Kakaogetränkpulver, löslich	1550	369	5	2	0,3	0	81	76	6	4	250	410	33	190
Kakaopulver, fettarm	1140	271	24	12	0,3	0	17	2	6	39	60	1500	190	740
Kakaopulver, schwach entölt	1960	467	20	25	14,4	0	38	2	12	3	35	1920	115	650
Kandiszucker	1665	396	0	0	0	0	99	99	0	0	0	2	1	0
Karamelle, ungefüllt	1700	405	0	0	0	0	100	100	0	0	150	135	15	10
Konfitüre	1090	260	+	0	0	0	66	66	1	32	5	105	20	15
Lakritzen	1000	238	+	+	+	0	60	60	0	20	3	165	16	50
Marzipan	2070	493	8	25	3,0	0	57	30	3	12	50	210	45	220
Milchkaramellen	1650	393	3	5	2,0	0	84	66	0	6	150	135	15	10
Müsliriegel	1725	411	8	19	3,6	0	48	50	5	18	6	455	85	205
Nugat	2100	500	5	24	2,5	0	66	70	1	3	3	155	75	125
Nuss-Nugat-Creme	2300	548	5	35	28,0	0	50	42	1	8	50	400	130	200
Pralinen	1910	455	5	16	18,0	0	70	70	1	7	70	125	15	37
Puddingpulver	1620	386	1	1	0	0	92	20	0	4	320	60	15	30
Schokoküsse	1710	407	+	11	9,0	0	74	61	0	13	25	90	45	45
Tortengusspulver	1445	344	+	+	0	0	86	0	0	12	3	5	2	30
Vanillezucker	1630	388	0	0	0	0	97	97	0	1	0	2	1	0
Vollmilchschokolade	2300	548	9	32	19,0	30	54	51	0	3	60	470	215	240
Vollmilchschokolade, Nuss	2340	557	10	36	18,0	32	48	46	4	4	80	440	240	250
Weiße Schokolade	2210	526	8	31	18,5	20	58	48	0	2	110	350	270	230
Zartbitterschokolade	2110	502	9	34	19,4	15	39	18	0	16	20	480	45	215
Zartbitterschokolade, Nuss	2250	536	10	40	20,5	10	36	15	8	12	20	505	80	235
Zucker	1650	393	0	0	0	0	100	100	0	0	0	2	1	0
Alkoholische Getränke														
Apfelwein	190	45	+	0	0	0	3	3	0	90	5	60	8	6
Liköre (30% vol)	700	167	+	+	0	0	30	20	0	60	1	2	2	3
Malz(Nähr)bier	200	48	1	0	0	0	11	8	0	80	1	45	2	5
Rotwein	280	67	+	0	0	0	3	1	0	90	3	100	7	10
Sekt	350	83	+	0	0	0	4	4	0	93	4	60	3	7
Vollbier, dunkel	200	48	1	0	0	0	3	+	0	90	4	21	3	13
Vollbier, hell	163	39	+	0	0	0	3	+	0	91	5	38	4	28
Weinbrand	1020	243	0	0	0	0	2	0	0	66	1	2	2	3
Weißwein	290	69	+	0	0	0	3	1	0	90	3	88	10	8
Wermut, süß	415	99	+	0	0	0	1	4	0	88	2	2	9	15

			Vitamine								Menge*	Lebensmittel
Magnesium mg	Eisen mg	Iod µg	Vitamin A µg	Vitamin E mg	Vitamin B_1 mg	Vitamin B_2 mg	Niacin mg	Vitamin B_6 mg	Vitamin B_{12} µg	Vitamin C mg	g bzw. ml	
20	1,0	2	60	15,0	0,04	0,04	0,1	0,10	1,0	0	EL 12	Mayonnaise, 80 % Fett
10	0,4	2	50	3,0	0,01	0,02	0,1	0,05	1,0	0	EL 12	Salatmayonnaise
18	0,9	0	50	7,5	0,04	0,05	0,1	0,05	1,0	10	EL 12	Remoulade
15	0,5	0	25	3,5	0	0,01	0,1	0,01	0	0	EL 10	Salatsoße, französisch
15	0,5	0	40	3,5	0,05	0,17	0,1	0,06	0,4	8	EL 10	Salatsoße, Joghurt
	0,4	0	1	20,8	0,04	0,10	0,1	0,06	0,2	13	EL 10	Thousand Island
												Sonstige Lebensmittel
5	1,3	1	1	0	0,01	0,01	0,1	0,01	0	5	EL 10	Bienenhonig
15	0,1	+	40	0,1	0,04	0,27	0,1	0,06	0,6	1	50	Eiscreme
0	0	0	0	0	0	0	0	0	0	0	5	Fruchtbonbons
10	0,4	+	10	0,2	0,02	0,06	0,1	0,03	0,1	14	50	Fruchteis
0	0,1	0	0	0	0	0	0	0	0	0	10	Fruchtgummi
5	1,0	1	0	0	0,01	0,01	0,1	0,01	0	5	EL 10	Gelee
0	0	0	0	0	0	0	0	0	0	0	EL 10	Invertzuckercreme
150	2,4	5	0	0,3	3,00	4,50	2,0	5,00	12,0	0	5	Kakaogetränkpulver, löslich
500	12,0	5	1	0,9	0,40	0,40	3,0	0,10	0	0	5	Kakaopulver, fettarm
410	11,5	5	8	3,2	0,10	0,10	1,9	0,15	0	0	5	Kakaopulver, schwach entölt
0	0,2	0	0	0	0	0	0	0	0	0	5	Kandiszucker
6	0,9	0	0	0	0,04	0,03	0	0	0	0	7	Karamelle, ungefüllt
8	0,5	1	10	0	0,01	0,01	0,2	0,01	0	5	EL 10	Konfitüre
18	0,3	0	0	0,1	0,02	0,02	1,3	0,05	0	0	5	Lakritzen
120	2,0	1	0	6,1	0,10	0,45	1,5	0,06	0	2	50	Marzipan
6	0,9	0	0	0	0,04	0,03	0	0	0	0	10	Milchkaramellen
90	2,7	1	25	7,4	0,27	0,14	0,5	0,22	0	3	30	Müsliriegel
65	3,0	5	0	8,4	0,12	0,06	0,4	0,04	0	0	50	Nugat
75	3,0	5	30	8,0	0,12	0,20	0,4	0,13	0,2	1	EL 10	Nuss-Nugat-Creme
23	1,0	5	0	0,1	0,02	0,03	0,1	0	0	0	10	Pralinen
7	1,4	0	0	0	0	0	0	0	0	0	30	Puddingpulver
16	0,2	0	2	0,4	0,02	0,04	0,1	0,01	0	0	20	Schokoküsse
1	0,5	0	0	0	0,01	0,01	0	0	0	0	20	Tortengusspulver
0	0,2	0	0	0	0	0	0	0	0	0	10	Vanillezucker
85	2,3	6	50	0,7	0,11	0,37	0,4	0,11	0	0	5	Vollmilchschokolade
90	3,0	5	45	1,6	0,15	0,37	0,4	0,12	0	0	5	Vollmilchschokolade, Nuss
25	0,2	5	4	1,1	0,08	0,49	0,4	0,07	0,1	0	5	Weiße Schokolade
130	3,6	5	0	0,4	0,04	0,10	0,4	0,02	0	0	5	Zartbitterschokolade
135	3,6	5	0	5,0	0,11	0,12	0,4	0,10	0	0	5	Zartbitterschokolade, Nuss
0	0,3	0	0	0	0	0	0	0	0	0	5	Zucker
												Alkoholische Getränke
8	0,5	0	0	0	0	0	0	0,01	0	0	125	Apfelwein
1	0	0	0	0	0	0	0	0	0	0	20	Liköre (30% vol)
6	0,2	0	0	0	0	0,03	0,5	0,03	0	0	330	Malz(Nähr)bier
8	0,9	0	0	0	0	0,01	0	0	0	2	125	Rotwein
6	0,5	0	0	0	0	0,01	0	0,02	0	0	100	Sekt
8	0	0	0	0	0	0,03	0	0,04	0,1	0	330	Vollbier, dunkel
9	+	0	0	0	+	0,03	0,8	+	0	0	330	Vollbier, hell
1	0	0	0	0	0	0	0	0	0	0	20	Weinbrand
9	0,6	0	0	0	0	0,01	0	0,01	0	0	125	Weißwein
100	0,1	0	0	0	0	0,01	0,1	0	0	0	50	Wermut, süß

* Menge in Portion, Stück/Scheibe, EL oder TL.
+ ≙ Nährstoff nur in Spuren enthalten
– ≙ keine Analysewerte verfügbar

1.2 Speisefette und -öle: gesättigte und ungesättigte Fettsäuren

	Fettsäuren	Anzahl der C-Atome	Anzahl der Doppelbindungen	Schmelzpunkt °C	tierische Fette			pflanzliche Fette/Öle								
					Milch/Butterfett	Rindertalg	Schweineschmalz	Kokosfett	Palmkernfett	Olivenöl	Erdnussöl	Maiskeimöl	Leinöl	Sonnenblumenöl	Sojaöl	Rapsöl
Gesättigte Fettsäuren	Buttersäure	4		− 8,0	3	–	–	–	–	–	–	–	–	–	–	–
	Capronsäure	6		− 3,9	2	–	–	1	–	–	–	–	–	–	–	–
	Caprylsäure	8		+16,3	2	–	–	8	4	–	–	–	–	–	–	–
	Caprinsäure	10		+31,3	3	–	–	6	4	–	–	–	–	–	–	–
	Laurinsäure	12		+43,2	3	–	–	47	47	–	–	–	–	–	–	–
	Myristinsäure	14		+54,4	9	4	2	18	16	–	–	–	–	–	–	–
	Palmitinsäure	16		+62,8	24	31	31	9	9	13	10	11	7	7	10	5
	Stearinsäure	18		+69,6	13	20	14	2	3	2	3	3	3	5	4	2
Ungesättigte Fettsäuren	Ölsäure	18	1	+13	23	40	43	7	14	69	54	26	18	20	19	53
	Linolsäure	18	2	− 5	2	5	9	2	2	8	22	55	14	63	53	22
	Linolensäure	18	3	−11	1	–	1	–	–	1	–	1	58	1	9	9

1.3 Ölsäuregehalt ausgewählter Lebensmittel in g/100 g

Lebensmittel	Ölsäure
Aal	6,9
Avocado	15,1
Brathuhn	2,7
Butterschmalz	22,0
Camembert	4,7
Cashewnüsse	24,4
Distelöl	10,4
Edamer Käse	5,9
Eigelb	11,7
Emmentaler Käse	5,4
Ente	7,3
Erdnüsse	22,1
Erdnussöl	54,0
Gans	15,4
Hafer	2,5
Haselnüsse	45,8
Hering	1,7
Hühnerei	4,2
Jagdwurst	6,7
Kalbfleisch	0,2
Kokosfett	6,7
Kokosnuss	2,1
Kürbiskernöl	27,1
Lachs	2,7
Leberwurst	13,8

Lebensmittel	Ölsäure
Macadamiaöl	65,2
Mais	1,1
Maiskeimöl	26,0
Makrele	1,5
Mandeln	32,6
Oliven	10,0
Olivenöl	69,4
Palmöl	37,1
Paranuss	19,6
Pekannuss	44,9
Pistazien	34,2
Rapsöl	52,6
Reis	0,4
Rindfleisch	0,7
Roggen	0,4
Schlagsahne	7,4
Schweinefleisch	0,7
Sesamöl	40,0
Speisequark, 20 % Fett i. Tr.	1,2
Thunfisch	2,6
Truthahn	1,9
Vollmilch	0,7
Walnüsse	10,3
Weizen	0,1
Weizenkeime	1,1

1.4 Omega-Fettsäuren-Gehalt ausgewählter Lebensmittel in g/100 g (Linolsäure-ω-6 und α-Linolensäure-ω-3)

Lebensmittel	Linolsäure	α-Linolensäure
Aal	1,35	1,90
Amarant	4,00	0,08
Avocado	1,65	0,16
Brathuhn	2,10	0,20
Briekäse	0,40	0,20
Bückling	0,20	0,20
Butter	1,20	0,44
Butterkäse, 50% Fett i. Tr.	0,45	0,20
Distelöl	79,00	0,20
Ente	2,00	0,17
Emmentaler	0,54	0,30
Erdnüsse	13,90	0,50
Gans	3,00	0,20
Gerste	1,10	0,10
Hafer	2,70	0,12
Hering	0,19	4,00
Hühnerei	1,70	0,10
Hühnereigelb	4,75	0,26
Joghurt	0,09	0,06
Kalbfleisch	0,19	0,01
Kürbiskerne	23,50	0,25
Lachs	0,60	3,50
Leinöl	13,90	58,20
Mais	1,63	0,04
Maiskeimöl	55,30	0,90
Makrele	0,35	2,30
Mandeln	12,60	0,25
Oliven	1,10	0,13
Olivenöl	8,30	0,85
Pflanzenmargarine	18,00	2,60
Rapsöl	22,30	9,10
Rindfleisch	0,08	0,07
Roggen	0,75	0,07
Schillerlocke	1,15	5,70
Schlagsahne	0,60	0,20
Schweinefleisch	0,16	0,10
Schweineschmalz	9,10	1,00
Sojaöl	53,10	9,40
Sonnenblumenöl	63,00	0,50
Speisequark, 40% Fett i. Tr.	0,20	0,06
Sprotte	0,30	3,80
Truthahn	2,00	0,17
Vollkornreis	0,78	0,03
Vollmilch	0,06	0,03
Walnuss	34,00	7,50
Weizen	0,76	0,05
Weizenkeimöl	55,70	7,80

1.5 Fluoridgehalt ausgewählter Lebensmittel in µg/100 g

Lebensmittel	Fluorid
Aal	30
Banane	15
Blumenkohl	10
Brathuhn	33
Butter	71
Buttermilch	10
Camembert, 30% Fett i. Tr.	28
Edamer Käse, 40% Fett i. Tr.	70
Eigelb	30
Emmentaler	60
Erdbeeren	16
Flunder	110
Forelle	30
Grünkohl	20
Hafer	95
Hagebutten	60
Hering	100
Hirse	50
Hühnerei	10
Hummer	210
Joghurt	14
Kabeljau	130
Kalbfleisch	23
Kartoffeln	10
Kirschen	18
Krabben	160
Mais	43
Makrele	30
Miesmuscheln	480
Möhre	19
Petersilie	89
Pfifferlinge	50
Radieschen	70
Reis	42
Roggen	150
Schweinefleisch	10
Schweineleber	290
Spargel	48
Speisequark, 40% Fett i. Tr.	22
Spinat	75
Sprotte	170
Tomate	24
Vollmilch	17
Weintrauben	13
Weizen	90
Weizenkeime	140
Zwiebeln	42

1.6 Kupfergehalt ausgewählter Lebensmittel in µg/100 g

Lebensmittel	Kupfer
Ananas, sterilisiert	113,0
Apfel	52,0
Aprikose	134,0
Avocado	231,0
Banane	111,0
Blumenkohl	54,0
Brathuhn	42,0
Camembert, 30 % Fett i. Tr.	80,0
Chicorée	100,0
Edamer Käse, 40 % Fett i. Tr.	50,0
Emmentaler Käse	1500,0
Forelle	147,0
Gans	330,0
Hafer	420,0
Hering	123,0
Hühnerei	65,0
Joghurt	10,0
Johannisbeeren, rot	140,0
Kabeljau	53,0
Kalbfleisch	160,0
Kalbsleber	5500,0
Kartoffeln	91,0
Kohlrabi	47,0
Lachs	129,0
Linsen	738,0
Mais	240,0
Maiskeimöl	50,0
Makrele	114,0
Möhre, Karotte	50,0
Petersilie	144,0
Reis	288,0
Rindfleisch	87,0
Roggen	392,0
Rote Bete	84,0
Sauerkraut	130,0
Schwarzwurzel	300,0
Schweinefleisch	87,0
Seelachs	35,0
Sojabohnen	1200,0
Spargel	153,0
Spinat	97,0
Stachelbeeren	163,0
Tomate	58,0
Truthahn	110,0
Vollmilch	6,5
Weintrauben	94,0
Weizen	370,0
Weizenkeime	1100,0

1.7 Mangangehalt ausgewählter Lebensmittel in µg/100 g

Lebensmittel	Mangan
Apfel	45,0
Apfelsine	35,0
Aprikose	167,0
Banane	285,0
Blumenkohl	180,0
Brathuhn	15,0
Brokkoli	455,0
Brombeeren	895,0
Edamer Käse, 40 % Fett i. Tr.	36,0
Eigelb	125,0
Eiklar	40,0
Emmentaler Käse	29,0
Ente	47,0
Erdbeeren	388,0
Forelle	15,0
Grünkohl	550,0
Hafer	3100,0
Hagebutten	1200,0
Heidelbeeren	4200,0
Hering	21,0
Hirse	1100,0
Hühnerei	71,0
Kalbfleisch	30,0
Karpfen	55,0
Kartoffeln	147,0
Kirschen	84,0
Lachs	14,0
Linsen	1500,0
Mais	415,0
Makrele	31,0
Möhre, Karotte	175,0
Reis, poliert	990,0
Rindfleisch	18,0
Roggen	2800,0
Rote Bete	244,0
Rotkohl	440,0
Schwarzwurzel	410,0
Schweinefleisch	27,0
Schweineleber	308,0
Sojabohnen	2700,0
Speisequark, 40 % Fett i. Tr.	60,0
Spinat	644,0
Tomate	109,0
Vollkorneis	3200,0
Vollmilch	2,5
Weintrauben	415,0
Weizen	3100,0
Weizenkeime	16000,0

1.8 Selengehalt ausgewählter Lebensmittel in µg/100 g

Lebensmittel	Selen
Aal	30,0
Apfel	1,4
Aprikose	1,3
Auberginen	3,9
Bohnen, grün	1,4
Brathuhn	10,0
Butter	1,2
Buttermilch	1,2
Camembert, 30% Fett i. Tr.	2,6
Champignons	7,0
Edamer Käse, 40% Fett i. Tr.	4,0
Eigelb	19,0
Eiklar	5,4
Emmentaler Käse	11,0
Endivie	2,8
Erdbeeren	1,3
Forelle	25,0
Frankfurter Würstchen	8,3
Grünkohl	1,4
Hafer	7,1
Hering	43,0
Hühnerei	10,0
Kabeljau	28,0
Kalbsleber	24,0
Karotte, Möhre	1,3
Kartoffeln	1,5
Kuhmilch, Vorzugsmilch	1,3
Lachs	29,0
Mais	12,0
Makrele	39,0
Paprika	4,3
Reis	10,0
Rindfleisch	5,4
Roggen	1,4
Roggenbrot	3,0
Schellfisch	29,0
Schlagsahne	1,0
Scholle	33,0
Schweinefleisch	12,0
Schweineleber	56,0
Seelachs	20,0
Speisequark, 40% Fett i. Tr.	5,0
Teigwaren	20,0
Weintrauben	1,7
Weizen	2,1
Weizenvollkornbrot	2,4
Wirsingkohl	1,2
Zwiebeln	1,5

1.9 Zinkgehalt ausgewählter Lebensmittel in mg/100 g

Lebensmittel	Zink
Aal	2,000
Apfel	0,099
Avocado	0,600
Butter	0,200
Buttermilch	0,370
Camembert, 30% Fett i. Tr.	3,000
Edamer, 40% Fett i. Tr.	4,900
Eigelb	3,800
Emmentaler	4,600
Ente, Durchschnitt	1,800
Erdbeeren	0,270
Forelle	0,500
Gans, Durchschnitt	1,300
Gouda, 45% Fett i. Tr.	3,900
Hafer	3,000
Hagebutten	0,900
Hering	0,600
Himbeeren	0,350
Huhn	1,000
Hühnerei	1,000
Joghurt	0,450
Kalbfleisch	3,000
Kalbsleber	8,000
Karpfen	0,900
Kartoffeln	0,350
Lachs	0,500
Mais	2,000
Parmesan	3,000
Reis	1,500
Rindfleisch	4,000
Roggen	2,900
Rosenkohl	0,600
Schellfisch	0,300
Schweinefleisch	3,000
Schweineleber	6,000
Seelachs	0,400
Sojabohnen	4,000
Spargel	0,400
Speisequark, 40% Fett i. Tr.	0,500
Spinat	0,600
Tilsiter	3,000
Tomate	0,150
Vollmilch	0,360
Weißkohl	0,225
Weizen	2,500
Weizenkeime	17,000
Weizenvollkornbrot	1,500
Zwiebeln	0,200

1.10 Vitamin-K-Gehalt ausgewählter Lebensmittel in µg/100 g

Lebensmittel	Vitamin K
Ananas	0,1
Apfel	2,0
Apfelsine	4,0
Avocado	20,0
Banane	0,5
Distelöl	11,0
Erbsen, grün	80,0
Erdbeeren	14,0
Grünkohl, Braunkohl	820,0
Hafer	50,0
Hagebutten	92,0
Honig	25,0
Joghurt	0,4
Kaffeebohnen	10,0
Kalbsleber	88,0
Kartoffeln	5,0
Kiwi	29,0
Kopfsalat	130,0
Linsen	120,0
Mais	40,0
Maiskeimöl	60,0
Makrele	5,0
Olivenöl	50,0
Paprikaschoten	15,0
Petersilie	620,0
Pfirsich	3,0
Pflaumen	12,0
Rindfleisch	13,0
Rosenkohl	270,0
Rotkohl	25,0
Salatgurke	15,0
Sauerkraut	62,0
Schweinefleisch	18,0
Schweineleber	55,0
Sojabohnen	40,0
Sonnenblumenöl	10,0
Speisequark, 40 % Fett i. Tr.	50,0
Spinat	330,0
Vollmilch	4,0
Weintrauben	3,0
Weißkohl	80,0
Weizen	10,0
Weizenkeime	130,0
Weizenkeimöl	25,0
Zitrone	0,2
Zucchini	11,0
Zuckermais	3,0

1.11 Folsäuregehalt (Gesamtfolat) ausgewählter Lebensmittel in µg/100 g

Lebensmittel	Folsäure
Apfelsine	29
Aprikose	4
Banane	14
Blumenkohl	88
Brokkoli	114
Camembert, 45 % Fett i. Tr.	44
Chicorée	50
Chinakohl	66
Eigelb	160
Endivie	109
Erbsen, grün	159
Erdbeeren	45
Erdnüsse	169
Feldsalat	145
Grünkohl	187
Gurke	15
Himbeeren	30
Johannisbeeren, rot	11
Johannisbeeren, schwarz	9
Kalbsleber	240
Kartoffeln	20
Knäckebrot	88
Knollensellerie	76
Kohlrabi	70
Kopfsalat	60
Möhre, Karotte	26
Nektarine	5
Paprika, grün	57
Paprika, rot	60
Petersilie	149
Pfirsich	23
Porree	103
Rosenkohl	100
Rote Bete	83
Sauerkirschen	75
Schnitzel	2
Scholle	11
Spargel	108
Spinat	145
Stachelbeeren	19
Süßkirschen	52
Thunfisch	15
Tomate	22
Weintrauben	43
Weißkohl	31
Wirsing	90
Zwetschgen	3

1.12 Pantothensäuregehalt ausgewählter Lebensmittel in mg/100 g

Lebensmittel	Pantothensäure
Apfel	0,1
Apfelsine	0,2
Aprikose	0,3
Aubergine	0,6
Avocado	1,1
Banane	0,2
Blumenkohl	1,0
Brathuhn	0,9
Brokkoli	1,3
Camembert, 30 % Fett i. Tr.	0,9
Edamer Käse, 40 % Fett i. Tr.	0,4
Eigelb	3,7
Eiklar	0,1
Erdbeeren	0,3
Forelle	1,7
Hafer	0,7
Haselnüsse	1,2
Hering	0,9
Hühnerei	1,6
Johannisbeeren, schwarz	0,4
Kalbfleisch	0,9
Kalbsleber	7,9
Kartoffeln	0,4
Kohlrabi	0,1
Kürbis	0,4
Lachs	1,0
Linsen	1,6
Mais	0,6
Makrele	0,4
Möhre, Karotte	0,3
Oliven	0,6
Petersilie	0,3
Porree, Lauch	0,1
Reis, poliert	0,6
Rindfleisch	0,3
Roggen	1,5
Roggenbrot	0,5
Schnittbohnen	0,5
Schweinefleisch	0,7
Sojabohnen	1,9
Spargel	0,6
Tomate	0,3
Truthahn	1,1
Vollkornreis	1,7
Vollmilch	0,4
Wassermelone	1,6
Weißkohl	0,3
Weizen	1,2

1.13 Biotingehalt ausgewählter Lebensmittel in µg/100 g

Lebensmittel	Biotin
Apfel	4,5
Apfelsine	2,3
Avocado	10,0
Banane	5,5
Blumenkohl	1,5
Bohnen, grün	7,0
Brathuhn	2,0
Camembert, 30 % Fett i. Tr.	4,5
Chicorée	4,8
Edamer Käse, 40 % Fett i. Tr.	1,5
Eigelb	53,0
Eiklar	7,0
Erbsen, grün	5,3
Erdbeeren	4,0
Forelle	4,5
Hafer	13,0
Hering	4,5
Hühnerei	25,0
Joghurt	3,5
Johannisbeeren	2,5
Kalbsleber	75,0
Kartoffeln	0,4
Kohlrabi	2,7
Lachs	7,4
Mais	6,0
Makrele	4,3
Möhre, Karotte	5,0
Pfirsich	1,9
Reis, poliert	3,0
Rindfleisch	3,5
Roggen	5,0
Rotkohl	2,0
Sardinen	9,0
Schellfisch	2,5
Schlagsahne	3,4
Schweinefleisch	5,0
Sojabohnen	60,0
Spargel	2,0
Speisequark, 40 % Fett i. Tr.	6,0
Spinat	6,9
Tomate	4,0
Vollkornreis	12,0
Vollmilch	3,5
Weintrauben	1,5
Weißbrot	3,0
Weißkohl	3,1
Weizen	6,0
Weizenkeime	17,0

1.14 Harnsäuregehalt ausgewählter Lebensmittel in 100 g, angegeben als mg gebildete Harnsäure (nach N. Zoellner und Gröbner)

Aal, geräuchert	115	Gurken	8	Kondensmilch	0	Sauermilch	0
Ananas	0	Hackfleisch	127	Konfitüre	0	Schellfisch	160
Anchovis	260	Hammelkotelett	125	Kopfsalat	10	Schinken, gekocht	130
Apfel	15	Hammellende	195	Krabben	165	Schinken, geräuchert	70
Apfelsine	0	Hase	110	Kürbis	0	Schnittbohnen, grün	50
Aprikosen	0	Haselnüsse	40	Lachs	150	Scholle	130
Austern	90	Hecht	140	Leber	260	Schweinefilet	154
Bananen	25	Heidelbeeren	0	Linsen	185	Schweinekotelett	118
Bier	16	Heilbutt	120	Magermilch	0	Schweineschmalz	0
Birnen	2	Hering	280	Maiskeimöl	0	Seezunge	127
Blumenkohl	25	Herz	180	Mandeln	30	Sellerie	30
Bohnen, weiß	130	Himbeeren	0	Margarine	0	Sojamehl	390
Bries	900	Hirn	100	Melone	0	Sonnenblumenöl	0
Bückling	318	Honig	0	Miesmuscheln	370	Spargel	30
Butter	0	Huhn, Brust	175	Mischbrot	45	Speck	0
Buttermilch	0	Huhn, Keule	110	Morcheln	30	Speisequark	0
Camembert	30	Huhn, gekocht	170	Niere	240	Spinat	70
Champignon	20	Hühnerei	3	Nudeln, Teigwaren	38	Sprotten, geräuchert	535
Datteln	15	Hummer	175	Ölsardinen	560	Stärke	0
Eigelb	5	Johannisbeeren	0	Pfifferlinge	25	Steinpilze	50
Eiklar	0	Joghurt	0	Pfirsich	0	Tee	0
Emmentaler	10	Kabeljau	150	Pflaumen	0	Thunfisch in Öl	180
Endivien	20	Kaffee	0	Radieschen	15	Tomaten	10
Ente	153	Kakao	0	Rahm, Sahne	0	Truthahn, Puter	170
Erbsen, gelb	140	Kalbsfilet	190	Räucherlachs	242	Vollkornbrot	40
Erbsen, grün	145	Kalbskotelett	125	Reh	150	Vollmilch	0
Erdbeeren	25	Kaninchen	145	Reis	35	Vollmilchschokolade	60
Erdnüsse	100	Karotten, Möhren	25	Rettich	15	Walnüsse	25
Fasan	110	Karpfen	150	Rhabarber	10	Weintrauben, weiß	20
Feldsalat	24	Kartoffeln	15	Rinderfilet	150	Weißbrot	40
Fleischextrakt	3500	Kaviar	144	Rindfleisch, fett	110	Weizenmehl	20
Forelle	200	Kirschen	0	Rosenkohl	60	Wirsing	20
Gans	240	Knäckebrot	60	Rote Bete	15	Zucker	0
Gervais	0	Knochenmark	100	Rotkohl	25	Zunge	115
Grieß	55	Kohlrabi	11	Sago	0	Zwieback	29
Grünkohl	30	Kokosfett	0	Sauerkraut	12	Zwiebel	9

1.15 Purinarme und streng purinarme Kost

Purinarme Kost

- 500 mg Harnsäure können pro Tag gebildet (aufgenommen) werden oder
- 3000 mg Harnsäure pro Woche.

Streng purinarme Kost

- 300 mg Harnsäure können pro Tag gebildet (aufgenommen) werden oder
- 2000 mg Harnsäure pro Woche.

1.16 Mengenangaben zur Aufstellung und Berechnung von Kostplänen

Lebensmittel	TL
Bienenhonig	10 g
Brühe, gekörnt	4 g
Butter, Margarine	4 g
Grieß	3 g
Haferflocken	3 g
Haselnüsse, gemahlen	6 g
Joghurt	5 g
Kaffee, gemahlen	5 g
Kakaopulver	2 g
Konfitüre	10 g
Mayonnaise	4 g
Mehl/Stärke	5 g
Milch	5 g
Öl	4 g
Reis	3 g
Sahne, geschlagen	5 g
Schmelzflocken	3 g
Semmelmehl	3 g
Tee, schwarz	1 g
Tomatenketchup	5 g
Zitronensaft	5 g
Zucker	5 g

Lebensmittel	Stück/Scheibe
Ananasscheibe (Dose)	50 g
Apfel, Birne, mittel	150 g
Apfelsine, mittel	170 g
Banane	200 g
Brötchen	40 g
Butter, Hotelportion	10–20 g
Ei, Gewichtsklasse M	60 g
Eigelb	20 g
Eiklar	30 g
Gewürzgurke	50 g
Grapefruit	180 g
Kartoffel, klein	60 g
Käse	30 g
Knäckebrot	10 g
Mandarine	60 g
Mischbrot	40 g
Schinken, gekocht	50 g
Toastbrot	20 g
Tomate	70 g
Vollkornbrot	40–50 g
Wurst	25 g
Zwieback	10 g
Zwiebel	55 g

Folgende Abkürzungen werden verwendet:

1 Liter	1 l	1 Mikrogramm	1 µg	1 Pr.	
1 Milliliter	1 ml	1 Gramm	1 g	1 Esslöffel	1 EL
1 Kilokalorie	1 kcal	1 Kilogramm	1 kg	Teelöffel	1 TL
1 Kilojoule	1 kJ				
1 Megajoule	1 MJ				

3 Teelöffel	≙	1 Esslöffel
8 Esslöffel	≙	$^1/_8$ l

Grundmenge pro Person – Angaben beziehen sich teils auf die Rohware

Rohkost, Salat	roh, geputzt gekocht	50–100 g 125–150 g
Soßen		60–100 g
Mayonnaise		40 g
Reis, Teigwaren	Beilage Hauptgericht Suppeneinlage	60 g 100 g 20 g
Kartoffeln	Beilage, Eintopf	250 g
Gemüse	Beilage Sauerkraut Hülsenfrüchte	250 g 100 g 60 g
Suppen, Eintöpfe	Vorspeise Hauptgericht	200 g 500 g ($^1/_2$ l)
Fleisch	mit Knochen ohne Knochen Hackfleisch	150 g 100 g 75–100 g
Fisch	im Ganzen ohne Kopf Filet	250 g 220 g 100–150 g
Obst	frisch Kompott Backobst	150–200 g 125 g 50 g
Süßspeisen	Flammeri, Creme Gallerte	125 g 125 g

1.17 Putzverluste bei Gemüse und Obst pro 100 g

Gemüse/Rohware	Putzverluste %
Artischocke	52
Aubergine	17
Avocado	25
Blumenkohl	38
Bohnen, grün	6
Brokkoli	39
Champignons	9
Chicorée	11
Chinakohl	21
Dicke Bohnen	60
Endivie	23
Erbsen, grün	60
Feldsalat, Rapunzel	3
Fenchel	7
Grünkohl, Braunkohl	49
Kartoffeln	20
Knoblauch	12
Kohlrabi	34
Kopfsalat	32
Kürbis	30
Lauch, Porree	42
Maiskolben	64
Mangold	19
Meerrettich	47
Möhren, Karotten	17
Paprikaschoten	23
Petersilie	40
Pfifferlinge	39
Radieschen	37
Rettich	24
Rhabarber	22
Rosenkohl	22
Rote Bete	22
Rotkohl, Blaukraut	22
Salatgurke	26
Schnittlauch	0
Schwarzwurzel	24
Sellerieknolle	27
Spargel	26
Spinat	15
Steckrübe, Kohlrübe	17
Steinpilze	20
Tomate	4
Weißkohl, Weißkraut	22
Wirsingkohl	28
Zucchini	13
Zwiebel	8

Obst/Rohware	Putzverluste %
Acerola	9
Ananas	46
Apfel	8
Apfelsine, Orange	28
Aprikose	9
Banane	33
Birne	7
Brombeeren	0
Cherimoya	35
Clementine	28
Erdbeeren	3
Erdnüsse	30
Feigen	0
Granatapfel	44
Grapefruit	34
Guave	3
Haselnüsse	58
Heidelbeeren, Blaubeeren	3
Himbeeren	0
Holunderbeeren	30
Honigmelone	37
Johannisbeeren, rot	2
Johannisbeeren, schwarz	2
Kaki	13
Kaktusfeige	45
Kirschen	12
Kiwi	15
Litschi	37
Mandarine	32
Mandeln	49
Mango	33
Mirabellen	6
Nektarine	8
Papaya	28
Passionsfrucht	39
Pfirsiche	8
Pflaumen, Zwetschgen	15
Preiselbeeren, Kronsbeeren	6
Quitten	16
Renekloden	4
Satsuma	28
Stachelbeeren	2
Tangarine	26
Walnüsse	51
Wassermelone	55
Weintrauben	4
Zitrone	36

2 D-A-CH-Referenzwerte

2.1 Energiebedarf für körperliche Aktivitäten

PAL-Wert 1,4 bis 1,5	PAL-Wert 1,6 bis 1,7	PAL-Wert 1,8 bis 1,9	PAL-Wert 2,0 bis 2,4
ausschließlich sitzende Tätigkeit mit wenig oder keiner anstrengenden Freizeitaktivität	sitzende Tätigkeit, zeitweilig auch zusätzlicher Energieaufwand für gehende und stehende Tätigkeiten	überwiegend gehende und stehende Arbeit	körperlich anstrengende berufliche Arbeit oder sehr aktive Freizeittätigkeit
Energiebedarf pro Kilogramm Körpergewicht pro Stunde:			
2 bis 4 kJ	4 bis 8 kJ	8 bis 12 kJ	12 kJ u.m.

Berechnung des Grundumsatzes (Faustregel): 4,2 kJ/kg Körpergewicht/h

2.2 Personengruppen – durchschnittlicher Energiebedarf für körperliche Aktivitäten

Beispiele	PAL-Wert
alte, gebrechliche Menschen	1,2
Büroangestellte, Feinmechaniker	1,4 bis 1,5
Laboranten, Kraftfahrer, Studierende	1,6 bis 1,7
Hausfrauen, Verkäufer	1,8 bis 1,9

2.3 Gesamtenergiebedarf einer Frau – PAL-Wert 1,4

Alter	Grundumsatz/ Ruheenergieverbrauch	Leistungsumsatz	Gesamtenergiebedarf
25 Jahre	5500 kJ	2200 kJ	7,7 MJ
51 Jahre	5100 kJ	2000 kJ	7,1 MJ
65 Jahre	5000 kJ	1900 kJ	6,9 MJ

2.4 Gesamtenergiebedarf eines Mannes – PAL-Wert 1,4

Alter	Grundumsatz/ Ruheenergieverbrauch	Leistungsumsatz	Gesamtenergiebedarf
25 Jahre	7000 kJ	2800 kJ	9,8 MJ
51 Jahre	6600 kJ	2700 kJ	9,3 MJ
65 Jahre	6400 kJ	2600 kJ	9,0 MJ

2.5 Energiebedarf bei speziellen Tätigkeiten

Tätigkeiten	kJ/min
Sitzen	
– Fernsehen	0,4
– Essen	1,4
– Schreiben	2,1
Waschen und Ankleiden bzw. Auskleiden	8,0
Gemüse putzen	4,2
Bügeln, kleine Stücke	5,0
Einkaufen	5,9
Kochen/Abwasch	8,4
Staubsaugen	13,4
Staubwischen	14,2
Fensterputzen	16,3
Bettenmachen	17,2
Wäschemangeln	20,5
Gehen	
– 4 km/h	5,4
– 4 km/h, 10 kg	14,7
– 4 km/h, 20 kg	22,0
Laufen	
– 9 km/h	42
Radfahren	
– 10 km/h	8,4
– 15 km/h	13,4
Pkw-Fahren	
– Großstadtstraßen	3,4
– Autobahn	2,5
Schwimmen	
– Brustschwimmen, 20 m/min	19
– Kraulen, 50 m/min	58
Fußball	55
Gymnastik	16
Tanzen	22–30
Geräteturnen	30–40
Tischtennis	22
Schlittschuhlaufen – 12 km/h	20
Skilaufen – 4 km/h	35

2.6 Referenzwerte für die tägliche Nährstoffzufuhr

Empfohlene Zufuhr pro Tag

Alter	Energie MJ/Tag		Protein g/kg[1]		ess. Fettsäuren % der Energie		Calcium mg	Magnesium mg		Eisen mg		Iod µg	Zink[8] mg	
	m	w	m	w	n-3	n-6	m w	m	w	m	w[4]		m	w
Säuglinge														
0 bis unter 4 Monate	2,3	2,0	2,5–1,4		0,5	4,0	220	24		0,5[5,6]		40	1,5	
4 bis unter 12 Monate	2,8	2,6	1,3		0,5	3,5	330	80		8		80	2,5	
Kinder und Jugendliche	**PAL 1,4**													
1 bis unter 4 Jahre	4,8	4,5	1,0		0,5	3,0	600	170		8		100	3	
4 bis unter 7 Jahre	5,7	5,4	0,9		0,5	2,5	750	190		8		120	4	
7 bis unter 10 Jahre	6,9	6,4	0,9		0,5	2,5	900	240		10		140	6	
10 bis unter 13 Jahre	7,9	7,3	0,9		0,5	2,5	1100	260	230	12	15	180	9	8
13 bis unter 15 Jahre	9,5	8,1	0,9		0,5	2,5	1200	280	240	12	15	200	12	10
15 bis unter 19 Jahre	10,9	8,5	0,9	0,8	0,5	2,5	1200	330	260	12	15	200	14	11
Erwachsene	**PAL 1,4**													
19 bis unter 25 Jahre	10,1	8,0	0,8		0,5	2,5	1000	350	300	10	15	200	11–16	7–10
25 bis unter 51 Jahre	9,8	7,7	0,8		0,5	2,5	1000	350	300	10	15	200	11–16	7–10
51 bis unter 65 Jahre	9,3	7,1	0,8		0,5	2,5	1000	350	300	10	10	180	11–16	7–10
65 Jahre und älter	9,0	6,9	1,0		0,5	2,5	1000	350	300	10	10	180	11–16	7–10
Schwangere	2. Trim.	+1,1		55[2,3]	0,5	2,5	1000		300		30	230	1. Trim.	7–11
	3. Trim.	+2,1		69[3]									2.3. Trim.	9–13
Stillende		+2,1		71[3]	0,5	2,5	1000		300		20[7]	260		11–14

[1] g/kg Sollgewicht und Tag [2] Ab 4. Monat der Schwangerschaft [3] g/Tag [4] Nicht menstruierende Frauen, die nicht schwanger sind oder stillen: 10 mg [5] Ausgenommen Unreifgeborene
[6] Eisenbedarf besteht infolge der dem Neugeborenen von der Plazenta mitgegebenen Eisenmenge erst ab 4. Monat [7] Zum Ausgleich der Verluste während der Schwangerschaft [8] in Abhängigkeit von der Phytatzufuhr

Schätzwerte für eine angemessene Zufuhr pro Tag

Alter	Kupfer mg	Mangan mg	Selen µg	Chrom µg	Molybdän µg	Natrium mg[1]	Chlorid mg[1]	Kalium mg[1]	Phosphor mg[2]	Fluorid mg[3]
Säuglinge										
0 bis unter 4 Monate	0,2–0,6	–	10	1– 10	7	130	300	400	120	0,25
4 bis unter 12 Monate	0,6–0,7	0,6–1,0	15	20– 40	20– 40	200	450	600	300	0,5
Kinder										
1 bis unter 4 Jahre	0,5–1,0	1,0–1,5	15	20– 60	25– 50	400	600	1100	500	0,7
4 bis unter 7 Jahre	0,5–1,0	1,5–2,0	20	20– 80	30– 75	500	750	1300	600	1,1
7 bis unter 10 Jahre	1,0–1,5	2,0–3,0	30	20–100	40– 80	750	1150	2000	800	1,1
über 10 Jahre	1,0–1,5	2,0–5,0	45	20–100	50–100	1100	1700	2900	1250	2,0
Jugendliche u. Erwachsene	1,0–1,5	2,0–5,0	70–60	30–100	50–100	1500	2300	4000	700	3,8–3,1

[1] Geschätzter Mindestbedarf [2] Empfohlene Zufuhr [3] Richtwerte – Orientierungshilfe

2.7 Referenzwerte für die tägliche Vitaminzufuhr

Alter	Vit. A µg[2]		Vit. D µg	Vit. E mg[1]		Vit. K µg[1]		Thiamin mg		Riboflavin mg		Niacin mg		Folsäure µg	Pantothen-säure mg[1]	Pyridoxin mg		Cobal-amine[1] µg	Ascorbin-säure mg		Biotin µg[1]
	m	w		m	w	m	w	m	w	m	w	m	w			m	w		m	w	
Säuglinge																					
0 bis unter 4 Monate	500		10	3		4		0,2		0,3		2		60	2	0,1		0,5	20		4
4 bis unter 12 Monate	400		10	4		10		0,4		0,4		5		80	3	0,3		1,4	20		6
Kinder																					
1 bis unter 4 Jahre	300		20	6	5	15		0,6		0,7		8		120	4	0,6		1,5	20		20
4 bis unter 7 Jahre	350		20	8	8	20		0,7		0,8		9		140	4	0,7		2,0	30		25
7 bis unter 10 Jahre	450		20	10	9	30		0,9	0,8	1,0	0,9	11	10	180	4	1,0		2,5	45		25
10 bis unter 13 Jahre	600		20	13	11	40		1,0	0,9	1,1	1,0	13	11	240	5	1,2		3,5	65		35
13 bis unter 15 Jahre	800	700	20	14	12	50		1,2	1,0	1,4	1,1	15	13	300	5	1,5	1,4	4,0	85		35
Jugendliche und Erwachsene																					
15 bis unter 19 Jahre	950	800	20	15	12	70	60	1,4	1,1	1,6	1,2	17	13	300	5	1,6	1,4	4,0	105	90	40
19 bis unter 25 Jahre	850	700	20	15	12	70	60	1,3	1,0	1,4	1,1	16	13	300	5	1,6	1,4	4,0	110	95	40
25 bis unter 51 Jahre	850	700	20	14	12	70	60	1,2	1,0	1,4	1,1	15	12	300	5	1,6	1,4	4,0	110	95	40
51 bis unter 65 Jahre	850	700	20	13	12	80	65	1,2	1,0	1,3	1,0	15	11	300	5	1,6	1,4	4,0	110	95	40
65 Jahre und älter	800	700	20	12	11	80	65	1,1	1,0	1,3	1,0	14	11	300	5	1,6	1,4	4,0	110	95	40
Schwangere		800	20		13		60	1,2–1,3		1,3–1,4		14–16		550	5	1,5–1,8		4,5	105		40
Stillende		1300	20		17		60		1,3		1,4		16	450	7		1,6	5,5	125		45

[1] Schätzwerte für eine angemessene Zufuhr [2] Retinolaktivitätsäquivalent

2.8 Referenzwerte für die tägliche Wasserzufuhr

Alter	ml Wasser pro kg Körpergewicht
Säuglinge	130 bis 110
1 bis 3 Jahre	95
4 bis 6 Jahre	75
7 bis 9 Jahre	60
10 bis 12 Jahre	50
13 bis 14 Jahre	40
15 bis 18 Jahre	40
19 bis 50 Jahre	35
51 Jahre und älter	30
Schwangere	35
Stillende	45

2.9 Nährstoffdichte von Lebensmitteln

Die Nährstoffdichte von Lebensmitteln wird als Menge des Nährstoffes (in mg bzw. g) pro Energiegehalt (kJ bzw. MJ) angegeben.

Formel zur Berechnung:

$$\text{Nährstoffdichte} = \frac{\text{Nährstoffgehalt } (\mu g, mg, g/100\,g)}{\text{Energiegehalt } (kJ, MJ/100\,g)}$$

2.10 Referenzwerte für die Nährstoffdichte für Kinder 1 bis unter 4 Jahre

Nährstoff	männlich	weiblich
Vitamin A	0,13 mg/MJ	0,14 mg/MJ
Vitamin D	1,1 µg/MJ	1,1 µg/MJ
Vitamin E	6 mg/MJ	5 mg/MJ
Vitamin B_6	0,09 mg/MJ	0,09 mg/MJ
Folsäure	43 µg/MJ	45 µg/MJ
Vitamin B_{12}	0,21 µg/MJ	0,23 µg/MJ
Vitamin C	13 mg/MJ	14 mg/MJ

2.11 Referenzwerte für die Nährstoffdichte für Jugendliche 15 bis unter 19 Jahre, PAL-Wert 1,4

Nährstoff	männlich	weiblich
Vitamin A	0,10 mg/MJ	0,11 mg/MJ
Vitamin D	0,5 µg/MJ	0,6 µg/MJ
Vitamin E	15 mg/MJ	12 mg/MJ
Vitamin B_6	0,15 mg/MJ	0,14 mg/MJ
Folsäure	38 µg/MJ	47 µg/MJ
Vitamin B_{12}	0,28 µg/MJ	0,35 µg/MJ
Vitamin C	9 mg/MJ	12 mg/MJ

3 Spezielle Informationen zu einzelnen Nährstoffen

3.1 Zerstörung von Vitaminen – Übersicht

Vitamine	Zerstörung durch						Löslichkeit	Durchschnittl. Verluste
	Hitze	Sauerstoff	Licht-	UV-Strahlen	Säure	Alkali		
Vitamin A, Carotin	O	+	+	+	O	O	fettlöslich	20 %
Vitamin B_1	++	+	O	+	O	+	wasserlöslich	30 %
Vitamin B_2	+	O	+	+	O	+	wasserlöslich	20 %
Niacin	O	O	O	O	O	O	wasserlöslich	10 %
Folsäure	+	O	+	O	+	O	wasserlöslich	35 %
Pantothensäure	+	O	O	O	+	+	wasserlöslich	30 %
Vitamin B_6	+	O	+	O	O	O	wasserlöslich	20 %
Vitamin B_{12}	+	+	+	+	O	+	wasserlöslich	–
Vitamin C	++	+	+	O	O	+	wasserlöslich	30 %
Vitamin D	O	+	O	+	O	+	fettlöslich	10 %
Vitamin E	O	+	+	O	O	O	fettlöslich	10 %
Vitamin K	+	O	+	+	O	+	fettlöslich	–

Zeichenerklärung: + ≙ geringere Zerstörung, ++ ≙ stärkere Zerstörung, O ≙ beständig

3.2 Prozentualer Anteil an essenziellen Aminosäuren im Körperprotein und in Lebensmitteln

Lebensmittel	Essenzielle Aminosäuren							
	Valin	Leucin	Isoleucin	Threonin	Methionin	Lysin	Phenylalanin	Tryptophan
Bohnen, grün	5,44	5,86	4,60	3,89	1,42	5,86	3,05	1,13
Bohnen, weiß	6,06	8,59	5,68	4,32	1,03	7,42	5,54	0,94
Brathuhn	4,90	7,23	5,29	4,27	2,62	8,79	3,93	1,21
Cornflakes	4,81	12,99	3,77	3,38	1,69	1,95	4,42	0,64
Dorsch	5,42	8,47	4,86	4,92	2,77	9,83	4,52	1,19
Eierteigwaren	3,23	6,99	3,68	2,93	0,68	4,14	4,89	0,60
Emmentaler	7,63	10,76	6,40	4,17	2,84	8,42	5,72	1,55
Erbsen, geschält	5,50	7,55	5,63	3,97	1,00	6,72	4,89	0,92
Erbsen, grün	4,43	5,80	4,73	3,97	0,84	14,12	3,66	0,84
Gelatine	2,83	3,42	1,58	2,23	0,93	4,94	2,38	0,01
Haferflocken	5,70	7,85	4,67	3,56	1,63	3,78	5,33	1,41
Haselnüsse	7,30	7,45	6,45	3,33	1,13	3,19	4,26	1,77
Hering	5,55	7,97	5,00	4,78	2,97	9,18	4,01	1,04
Hühnerei	8,14	8,45	7,13	3,95	5,27	5,27	5,81	1,40
Karpfen	5,33	7,72	4,89	4,44	3,22	9,78	3,94	1,11
Kartoffeln	5,37	5,85	4,20	3,85	1,51	5,85	4,39	1,51
Milch	6,87	10,45	6,27	4,48	2,51	7,76	5,07	1,49
Möhren, Karotten	4,08	4,29	4,39	3,67	0,82	4,80	3,16	1,02
Reis, poliert	7,00	8,71	4,71	4,00	1,86	4,00	5,00	1,09
Reis, Vollkorn	7,03	8,65	4,73	3,92	1,76	3,92	5,00	1,05
Rindfleisch, mager	5,53	8,19	5,21	4,41	2,50	8,72	4,10	1,17
Roggen, ganzes Korn	5,26	6,72	4,22	3,71	1,55	4,05	4,74	1,12
Roggenmehl, Type 1800	4,91	6,30	3,98	3,43	1,48	3,80	4,44	1,02
Roggenvollkornbrot	5,21	6,71	4,25	3,70	1,64	4,11	4,66	1,14
Rosenkohl	5,39	5,17	4,72	3,60	0,90	5,62	3,37	1,12
Schnitzel	5,19	7,36	5,14	4,66	2,50	8,22	3,94	1,30
Schweinefleisch, mager	5,18	7,38	5,11	4,61	2,48	8,23	3,97	1,28
Sojabohnen	5,23	8,43	5,28	4,42	1,73	5,64	5,83	1,33
Speisequark	6,86	10,66	6,53	4,79	3,22	8,68	5,37	1,32
Weißbrot	5,12	7,80	5,00	3,29	1,71	2,68	5,49	1,07
Weizen, Korn	4,62	6,75	4,36	2,91	1,54	2,74	4,96	1,28
Weizenmehl, Type 405	4,72	7,83	4,62	3,02	1,70	2,36	5,57	1,23
Durchschnittlicher Körperproteinwert	5,06	7,46	4,59	4,91	2,27	6,08	4,71	1,29

3.3 Rechenbeispiel – biologische Wertigkeit

Beim Milchprotein ist Threonin die limitierende Aminosäure. Im Verhältnis zu Körperproteinen ist sie hier zu 91% vorhanden.

Threonin		
Körperprotein	4,91	100%
Milchprotein	4,48	x%

1/2 l Milch enthält:	
17,5 g Protein	100%
x g Protein	91%

½ l Milch enthält 17,5 g Protein. Hieraus können also 15,9 g – rund 16 g – Körperprotein aufgebaut werden.

3.4 Alternative Formel zur Berechnung der biologischen Wertigkeit

Biologische Wertigkeit (BW) (nach Kofrányi)

$$\text{BW} = \frac{\text{Minimalbedarf an Volleiprotein}}{\text{Minimalbedarf an LM-Protein}} \cdot 100$$

3.5 Proteinogene Aminosäuren

Aminosäuren	Abkürzungen	Abkürzungen
Alanin	Ala	A
Arginin	Arg	R
Asparagin	Asn	N
Asparaginsäure	Asp	D
Cystein	Cys	C
Glutamin	Gln	Q
Glutaminsäure	Glu	E
Glycin	Gly	G
Histidin	His	H
Isoleucin	Ile	I
Leucin	Leu	L
Lysin	Lys	K
Methionin	Met	M
Phenylalanin	Phe	F
Prolin	Pro	P
Selenocystein	SeCys	U
Serin	Ser	S
Threonin	Thr	T
Tryptophan	Trp	W
Tyrosin	Tyr	Y
Valin	Val	V

3.6 Reservekapazität des Erwachsenen für essenzielle Nährstoffe

Nährstoffe	Reservekapazität
Calcium	1–20 Jahre
Vitamin B_{12}	3– 5 Jahre
Vitamin A	1– 2 Jahre
Eisen	1– 2 Jahre
Folsäure	3– 4 Monate
Vitamin C	3– 4 Monate
Niacin	3– 4 Monate
Riboflavin	3– 4 Monate
Vitamin B_6	3– 4 Monate
Protein	6– 8 Wochen
Vitamin K	2– 6 Wochen
Thiamin	4–10 Tage

3.7 Anteil an Mineralstoffen in einigen Organen und im Blutserum (%-Werte)

Organe des Erwachsenen	Na	K	Ca	Mg	P	Cl
Skelett	0,18	0,06	**11,0**	**0,105**	**5,05**	0,19
Muskel	0,07	**0,36**	0,007	0,023	0,22	0,07
Blutserum	**0,34**	0,02	0,011	0,003	0,02	**0,37**
Gehirn	0,17	0,33	0,012	0,016	0,38	0,15
Leber	0,19	0,22	0,012	0,022	0,21	0,16
Darm	–	0,29	0,014	0,008	0,10	0,07
Lungen	0,25	0,15	0,017	0,007	0,12	0,26
Nieren	0,18	0,18	0,02	0,021	0,14	0,22
Herz	0,19	0,25	0,01	0,017	0,27	0,14
Pankreas	0,09	0,23	0,017	0,019	0,34	0,18
Schilddrüse	–	–	0,034	0,01	0,34	0,18

3.8 Vorkommen von essenziellen Mikroelementen im menschlichen Organismus (Lang, K.)

Spuren-elemente	Gesamtbestand		Bestand in mg			Konzentration im Plasma µg/100 ml
	mg	µg/kg	Blut	Plasma	Erythrozyten	
Fe	4200	60	2500	3,6	2400	114
Zn	2300	33	34	5,6	2,8	98
Cu	72	1,0	5,6	5,5	2,2	116
V	18	0,3	0,088	0,031	0,057	1,0
Se	13	0,2	1,1			1,1
Mn	12	0,2	0,14	0,025	0,12	0,83
I	11	0,2		2,6	0,35	8,7
Ni	10	0,1	0,16	0,08	0,07	0,42
Mo	9,3	0,1	0,083			0,4
Cr	1,7	0,02	0,14	0,074	0,044	2,8
Co	1,5	0,02	0,0017	0,0014	0,00034	0,018
F	2600	37	0,095	0,87	0,17	2,8

3.9 Sekundäre Pflanzenstoffe

Sekundärer Pflanzenstoff	Funktionen	Gesundheitliche Wirkung	Vorkommen	Zufuhr mg/Tag
Carotinoide **• Carotine** **• Xanthophylle**	antioxidative Abwehr	antikanzerogen, antioxidativ, immunmodulierend	rote, gelbe, grüne Gemüse- und Obstarten	5 bis 6
Polyphenole **• Flavonoide** **• Phenolsäuren**	antioxidative Abwehr	antikanzerogen, antioxidativ, immunmodulierend, antimikrobiell	Gemüse, Obst, Vollkorngetreide, Tee, Kakao	1. 50 bis 100 2. 200 bis 300
Phytoöstrogene **• Isoflavone** **• Lignane** **• Coumestane**	antioxidative Abwehr	antikanzerogen, antioxidativ, Osteoporoseschutz	Sojabohnen, Leinsamen, Vollkorngetreide	<5
Phytosterine	Lipidstoffwechsel	antikanzerogen, Cholesterin senkend	fettreiche Samen und Nüsse	170 bis 440
Glucosinolate	antioxidative Abwehr, Zellwachstum/ -differenzierung	antikanzerogen, antimikrobiell, Cholesterin senkend	Kohlgemüse	<50
Terpene	antimikrobielle Aktivität, Zellwachstum	antikanzerogen	Zitrusfrüchte, Gewürzpflanzen	nicht bekannt
Saponine	Lipidstoffwechsel Immunmodulation	antikanzerogen, antimikrobiell, Cholesterin senkend	Hülsenfrüchte, Spinat	<15
Sulfide	antioxidative Abwehr	Schutz vor Tumoren, Herz- und Kreislauf-erkrankungen	Lauch- und Zwiebelgewächse	nicht bekannt
Protease-Inhibitoren	Zellwachstum/ -differenzierung	Schutz vor Tumorerkrankungen	Hülsenfrüchte, Vollkornerzeugnisse	300
Phytinsäure	antioxidative Abwehr	Schutz vor Tumorerkrankungen	Hülsenfrüchte, Vollkornerzeugnisse	nicht bekannt

(nach: Hahn, A. et al.)

3.10 Sekundäre Pflanzenstoffe und ihre möglichen Wirkungen (nach Watzl u. Leitzmann)

Sekundäre Pflanzenstoffe	A	B	C	D	E	F	G	H	I	J
Carotinoide	•		•		•					
Polyphenole	•	•	•	•	•	•	•		•	
Phytoöstrogene	•		•							
Phytosterine	•							•		
Glucosinolate	•	•						•		
Terpene	•									
Saponine	•	•			•			•		
Sulfide	•	•	•	•	•	•	•	•		•
Protease-Inhibitoren	•		•						•	
Phytinsäure	•		•		•			•	•	

A – antikanzerogen
B – antimikrobiell
C – antioxidativ
D – antithrombotisch
E – immunmodulierend
F – entzündungshemmend
G – Blutdruck regulierend
H – Cholesterin senkend
I – den Glucosespiegel senkend
J – verdauungsfördernd

4 Tabellen zu Ernährung und Gesundheit

4.1 Glykämischer Index (GI)

Der glykämische Index gibt die blutzuckererhöhende Wirkung von kohlenhydrathaltigen Lebensmitteln im Vergleich zur gleichen Menge reiner Glucose an. Die blutzuckererhöhende Wirkung von Glucose wird dabei mit 100 angegeben. Der glykämische Index von Glucose beträgt also 100. Den höchsten glykämischen Index hat dementsprechend Maltose.

Ein hoher glykämischer Index deutet auf einen schnellen Anstieg des Blutzuckerspiegels hin und ein niedriger darauf, dass der Blutzuckerspiegel langsam ansteigt. Nicht berücksichtigt werden dabei allerdings die wirkliche Kohlenhydratmenge und die Verdaulichkeit der Nahrung.

4.2 Glykämische Last (GL)

Aussagekräftiger ist jedoch die glykämische Last der verschiedenen kohlenhydrathaltigen Lebensmittel. Bei der Berechnung der glykämischen Last wird nicht nur die Kohlenhydratart, sondern auch die Kohlenhydratmenge bezogen auf den Gesamtenergiegehalt einer Portion berücksichtigt.

Berechnung der glykämischen Last

(Kohlenhydrate in einer Portion in Gramm x glykämischer Index) : 100

Beispiel: Weißbrot
100 g Weißbrot – 2 Scheiben – enthalten 48 g Kohlenhydrate. Weißbrot hat einen glykämischen Index von 70.

Berechnung: (48 × 70) : 100 = 33,6

Weißbrot hat also eine glykämische Last von 34.

Beispiel: Vollkornreis
150 g Vollkornreis, gekocht, enthalten 40,5 g Kohlenhydrate. Vollkornreis hat einen glykämischen Index von 64.

Berechnung: (40,5 × 64) : 100 = 25,92

Vollkornreis hat eine glykämische Last von ca. 26.

4.3 Durchschnittlicher glykämischer Index ausgewählter Lebensmittel für die Berechnung der glykämischen Last

Lebensmittel	GL
Ananas	59
Apfel	38
Apfelsaft	44
Apfelschorle	44
Apfelsine	42
Apfelsinensaft	56
Aprikose	57
Backkartoffel	60
Banane	52
Birne	38
Bohnen, grün	48
Colagetränk	58
Cornflakes	77
Eiscreme	61
Erbsen, grün	48
Erdbeeren	40
Fruchtjoghurt	33
Fructose	23
Honig	73
Joghurt	36
Karotte, Möhre	49
Kartoffelbrei	74
Kartoffelchips	54
Knäckebrot	59
Kürbis	75
Lactose	46
Limonade	68
Linsen	29
Maltose	105
Mango	51
Pellkartoffeln	78
Pfirsich	42
Pflaume	39
Pommes frites	75
Popcorn	55
Pumpernickel	50
Risotto	69
Roggenvollkornbrot	69
Rote Bete	64
Saccharose	65
Schokolade	49
Spaghetti	61
Sultaninen	64
Tomatensaft	38
Vollmilch	27
Wassermelone	72
Weintrauben	46
Weißbrot	70
Weizenvollkornbrot	69

4.4 Körpergröße, Körpergewicht, BMI – Kinder und Jugendliche

Körpergröße – Gewicht – Referenzmaße für Kinder und Jugendliche
(DGE)

Personen	Körper-größe		Körper-gewicht	
	m	w	m	w
Säuglinge				
0– 3 Monate	58	57	5,6	5,1
4–12 Monate	71	69	8,6	7,9
Kinder				
1– 3 Jahre	93	91	13,9	13,2
4– 6 Jahre	115	114	20,2	20,1
7– 9 Jahre	134	132	29,3	28,7
10–12 Jahre	149	151	41,0	42,1
13–14 Jahre	167	163	55,5	54,0
Jugendliche				
15–18 Jahre	178	166	69,2	59,5

BMI von Jungen, 0–17 Jahre
(nach Kromeyer-Hauschild et al.)

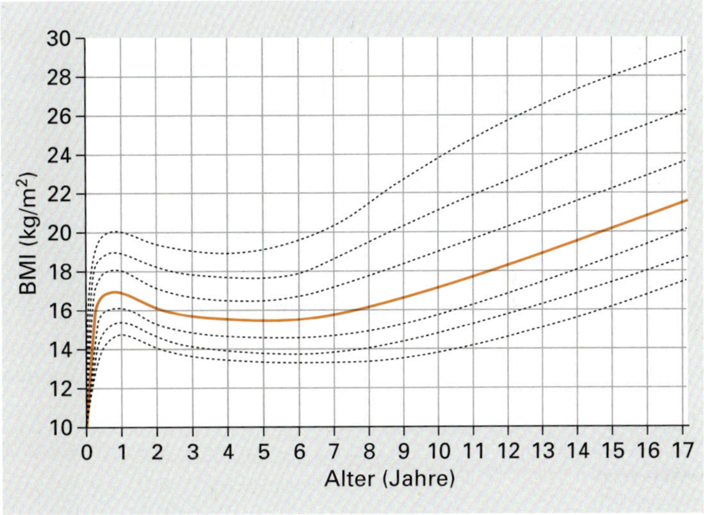

BMI von Mädchen, 0–17 Jahre
(nach Kromeyer-Hauschild et al.)

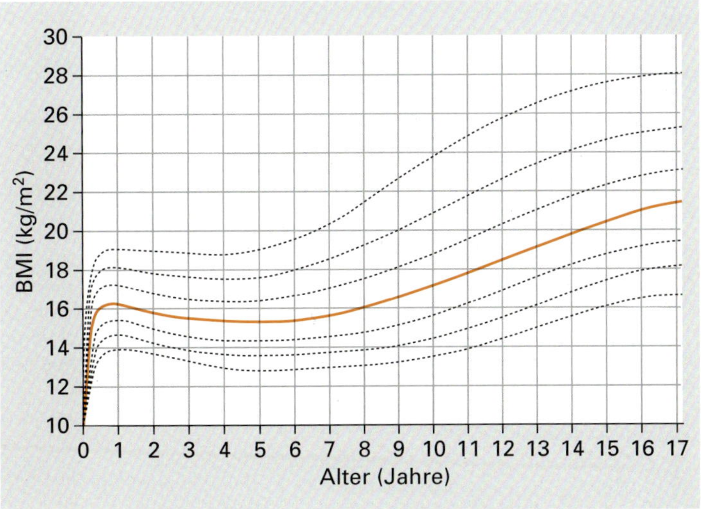

4.5 Klassifikation von Übergewicht und Adipositas bei Erwachsenen nach BMI (WHO)

Einteilung	BMI (kg/m²)
Untergewicht	unter 18,5
Normalgewicht	18,5 bis 24,9
Übergewicht	
– Präadipositas	25 bis 29,9
– Adipositas Grad I	30 bis 34,9
– Adipositas Grad II	35 bis 39,9
– Adipositas Grad III	40 oder mehr

Formel zur Berechnung des Body-Mass-Index BMI

$$\text{BMI} = \frac{\text{Körpergewicht in kg}}{(\text{Körpergröße in m}^2)}$$

4.6 Häufigkeit von Lebensmittelintoleranzen (Arbeitsgemeinschaft für klinische Diätetik)

allgemeine Intoleranz	%	allgemeine Intoleranz	%
Hülsenfrüchte	30,1	Weißwein	7,6
Gurkensalat	28,6	rohes Stein- und Kernobst	7,3
frittierte Speisen	22,4	Nüsse	7,1
Weißkohl	20,2	Sahne	6,8
kohlensäurehaltige Getränke	20,1	paniert Gebratenes	6,8
Grünkohl	18,1	Pilze	6,1
fette Speisen	17,2	Rotwein	6,1
Paprikagemüse	16,8	Lauch	5,9
Sauerkraut	15,8	Spirituosen	5,8
Rotkraut	15,8	Birnen	5,6
süße und fette Backwaren	15,8	Vollkornbrot	4,8
Zwiebeln	15,8	Buttermilch	4,5
Wirsing	15,6	Orangensaft	4,5
Pommes frites	15,3	Vollmilch	4,4
hart gekochte Eier	14,7	Kartoffelklöße	4,4
frisches Brot	13,6	Bier	4,4
Bohnenkaffee	12,5	schwarzer Tee	3,5
Kohlsalat	12,1	Apfelsinen	3,4
Mayonnaise	11,8	Honig	3,1
Kartoffelsalat	11,4	Speiseeis	2,4
Geräuchertes	10,7	Schimmelkäse	2,2
Eisbein	9,0	Trockenfrüchte	2,2
zu stark gewürzte Speisen	7,7	Konfitüre	2,2
		Tomaten	1,9
zu heiße und zu kalte Speisen	7,6	Schnittkäse	1,6
		Camembert	1,3
Süßigkeiten	7,6	Butter	1,2

4.7 Maßeinheiten für Energie

Die Maßeinheit für Energie ist Joule, die Einheit Kalorien ist veraltet, wird aber immer noch verwendet.

1 kJ = 0,239 kcal (Kilokalorien)
1000 kJ = 239 kcal
1 MJ = 239 kcal

1 kcal = 4,184 kJ (Kilojoule)
1000 kcal = 4184 kJ
1000 kcal = 4,184 MJ (Megajoule)

4.8 Ermittlung zulässiger Höchstmengen für Schadstoffe bzw. Zusatzstoffe

Aus dem Gewicht des Tieres und der täglichen Futtermenge wird die höchste duldbare Tagesdosis berechnet, der sogenannte **NOAEL**-Wert (**n**o **o**bservable **a**dverse **e**ffect **l**evel). Bei der Gabe dieser Menge über mindestens vier Wochen treten keine sichtbaren gesundheitlichen Schäden auf.

$$\text{z. B.}\ \frac{1\,\text{mg Schadstoff} \times 500\,\text{g Futter}}{200\,\text{g Tiergewicht}} = 2{,}5\,\text{mg/kg}$$

Der so ermittelte Wert wird durch den Sicherheitsfaktor – 100 – dividiert.
Man erhält die höchste duldbare Tagesdosis für den Menschen, den **ADI-Wert** (**a**cceptable **d**aily **i**ntake).

z. B. 2,5 : 100 = 0,025 mg/kg KG und Tag (ADI-WERT)

Zur Berechnung der duldbaren Schadstoff-/Zusatzstoffmenge in einem Lebensmittel wird der ADI-Wert mit dem Durchschnittsgewicht eines Erwachsenen multipliziert und durch den durchschnittlichen Tagesverzehr eines Lebensmittels dividiert.

$$\text{z. B.}\ \frac{0{,}025\,\text{mg} \times 60\,\text{kg Körpergewicht}}{0{,}4\,\text{kg Lebensmittel}} = 3{,}75\,\text{mg/kg}$$

5 Tabellen zu Biologie/Chemie

5.1 Isoelektrische Punkte (IEP) und Dissoziationskonstanten (pKs-Werte) der Aminosäuren

Aminosäure	IP (IEP)	pK_1	pK_2	pK_3
Alanin	6,11	2,35	9,87	
Arginin	10,76	1,82	8,99	13,20
Asparagin	5,41	2,02	8,80	9,60
Cystein	5,05	1,86	10,34	10,66
Glutamat	3,15	2,13	4,32	9,95
Glycin	6,06	2,35	9,78	
Histidin	7,60	1,81	6,05	9,15
Isoleucin	6,05	2,32	9,76	
Leucin	6,01	2,33	9,74	
Lysin	9,60	2,16	9,20	10,80
Methionin	5,74	2,17	9,27	
Phenylalanin	5,49	2,58	9,24	
Prolin	6,30	1,95	10,64	
Serin	5,68	2,19	9,44	
Threonin	5,60	2,09	9,10	
Tryptophan	5,89	2,34	9,44	
Tyrosin	5,64	2,20	10,07	10,07
Valin	6,00	2,29	9,72	

Unter dem pK-Wert versteht man die Säure-/Baseneigenschaften der funktionellen Gruppen.
Die saure α-COOH-Gruppe der Aminosäuren besitzt einen pK-Wert zwischen 1,0 und 3,0.
Die basische α-NH_2-Gruppe der Aminosäuren hat einen pK-Wert zwischen 8,7 und 10,7.

5.2 pK_B-Werte und pK_S-Werte

Basen	pK_B-Werte	Säuren	pK_S-Werte
NH_3	4,7	HCl	–7
Methylamin	3,3	H_2SO_4	–3
Dimethylamin	3,2	HNO_3	–1,3
Trimethylamin	4,2	H_3PO_4	2,13
Ethylamin	3,2	HCOOH	3,75
Diethylamin	3,0	CH_3COOH	4,75
2-Propylamin	4,4	H_2CO_3	6,52
Aminobenzol	9,3	H_2CO_3	[1]6,1
		Dihydrogenphosphat	7,12
		Methansäure	3,75
		Ethansäure	4,76
		Ethandisäure	1,46
		2-Hydroxy-Propansäure	3,86

[1] unter physiologischen Bedingungen

Puffergleichung: $pH = pK_S + \lg \frac{[A^-]}{[HA]}$

5.3 Spezifischer Drehwinkel verschiedener Zucker

Zucker	$[\alpha]_D^{20}$ in $\frac{\text{Grad} \cdot \text{cm}^3}{\text{g} \cdot \text{dm}}$
D-Glucose	+ 52
D-Fructose	– 92
D-Galactose	+ 80,2
Saccharose	+ 66,5
Lactose	+ 53,6
Maltose	+ 130

$\alpha = [a]_D^{20} \cdot c \cdot l$

α = gemessener Drehwinkel in Grad

$[a]_D^{20}$ = spezifischer Drehwert

c = Konzentration in g/cm^3

l = Probenrohrlänge in dm

5.4 Respiratorischer Quotient (RQ) und energetisches Äquivalent

Nährstoff	O_2-Aufnahme ml/g	CO_2-Abgabe ml/g	Respiratorischer Quotient	Energetisches Äquivalent kJ/l O_2	kJ/l CO_2
Kohlenhydrate	829	829	1	21,13	21,13
Fett	2019	1427	0,71	19,62	27,74
Eiweiß	966	774	0,80	18,79	23,35

$$RQ = \frac{n(CO_2)\,aus - n(CO_2)\,ein}{n(O_2)\,ein - n(O_2)\,aus}$$

5.5 Energiebilanz beim aeroben Abbau eines Mols Glucose

Reaktionsweg	$(NADH + H^+)$- bzw. $FADH_2$-Bildung	ATP-Gewinn durch Atmungskette	Direkter ATP-Gewinn	ATP-Gewinn insgesamt
Glucose → Pyruvat	 2 $(NADH + H^+)$	 6 ATP	2 ATP	2 ATP 6 ATP
Pyruvat → Acetyl-CoA	2 $(NADH + H^+)$	6 ATP		6 ATP
Citratcyclus	6 $(NADH + H^+)$ 2 $FADH_2$	18 ATP 4 ATP	 2 GTP	18 ATP 4 ATP 2 ATP

5.6 Chemische Kennzahlen der Fette

Iodzahl (IZ) gibt an, wie viel Halogen, als Iod in Gramm berechnet, von 100 g Fett chemisch gebunden wird.

Säurezahl (SZ) gibt an, wie viel mg Kalilauge benötigt werden, um die in 1 g Fett enthaltenen freien Fettsäuren zu neutralisieren.

Verseifungszahl (VZ) gibt an, wie viel Milligramm Kalilauge (KOH) zur Neutralisation der freien Säuren und zur Verseifung der Ester von 1 g Fett oder Öl benötigt werden.

Literaturverzeichnis

BfR (BGVV), Bundesinstitut für Risikobewertung: Bundeslebensmittelschlüssel, Berlin, www.bfr.bund.de

Bundesministerium für Ernährung und Landwirtschaft, Bonn und Berlin, www.bmel.de

Bundesministerium für Gesundheit, Bonn und Berlin, www.bmg.bund.de

Deutsche Gesellschaft für Ernährung e.V.: D-A-CH-Referenzwerte für die Nährstoffzufuhr, Frankfurt am Main (2021), www.dge.de

Elmadfa, Ibrahim; Muskat, Erich u.a.: Die große GU Nährwert-Kalorien-Tabelle, München (2021)

Hahn, Andreas; Ströhle, Alexander; Wolters, Maike: Ernährung – Physiologische Grundlagen, Prävention, Therapie, Stuttgart (2016)

Robert Koch-Institut, Berlin, www.rki.de

Souci, Siegfried W.; Fachmann, W.; Kraut, Heinrich: Die Zusammensetzung der Lebensmittel. Stuttgart (2015)

Abkürzungen

A	Adenin, Purinbase
ADH	Alkohol-Dehydrogenase
ADH	antidiuretisches Hormon
ADI	acceptable daily intake
ADP	Adenosindiphosphat
Äq	Äquivalent
AGE	advance glycosylation endproducts
Al	Aluminium
Ala	Alanin, essenzielle Aminosäure
AMP	Adenosinmonophosphat
Arg	Arginin, Aminosäure
As	Arsen
AS	Aminosäure
Asn	Asparagin, Aminosäure
Asp	Asparaginsäure, Aminosäure
ATP	Adenosintriphosphat
AHV	Außer-Haus-Verpflegung
BCM	Body cell mass – Körperzellmasse
BEE	basal energy expenditure, Grundumsatz
BfR	Bundesinstitut für Risikobewertung
BMEL	Bundesministerium für Ernährung und Landwirtschaft
BMG	Bundesministerium für Gesundheit
BMI	Body-Mass-Index
Bq	Becquerel
BSE	Bovine spongiforme Enzephalopathie
BVL	Bundesamt für Verbraucherschutz und Lebensmittelsicherheit
BW	Biologische Wertigkeit
C	Cytosin, Pyrimidinbase
C	Kohlenstoff
Ca	Calcium
cal	Kalorie
cAMP	cyclo-Adenosinmonophosphat
CCP	Critical Control Points, kritische Kontrollpunkte
Cl	Chlor/Chlorid
CM	Chylomikronen
Co	Cobalt
CO	Kohlenstoffmonoxid
CO_2	Kohlenstoffdioxid
CoA	Coenzym A
Cr	Chrom
Cs	Cäsium
CT	Calcitonin
Cu	Kupfer
Cys	Cystein, Aminosäure
DAG	Diacylglycerin
DAG	Deutsche Adipositas Gesellschaft
DGE	Deutsche Gesellschaft für Ernährung e.V.
DHA	Dehydro-Ascorbinsäure (acid)
DHA	Docosahexaensäure (acid)
DNA	Desoxyribonucleinsäure
e^-	Elektron
EFSA	Europäische Behörde für Lebensmittelsicherheit
EHEC	enterohämorrhagische Escherichia coli
EPA	Eicosapentaensäure
ER	endoplasmatisches Retikulum
EVS	Einkommens- und Verbrauchsstichprobe
F	Fluor
FAD	Flavinadenindinucleotid
$FADH_2$	reduziertes Flavinadenindinucleotid
FAO	Food and Agriculture Organization, Welternährungsorganisation
Fe	Eisen
FFA	freie Fettsäuren (free fatty acid)
FFM	Fat-free mass – fettfreie Körpermasse
FH_4	Tetrahydrofolat
FMN	Flavinmononucleotid
Fru	Fructose
FS	Fettsäure
G	Guanosin, Purinbase
Gal	Galaktose
GDA	Guideline Daily Amounts
GDP	Guanosindiphosphat
gER	glattes endoplasmatisches Retikulum
GI	glykämischer Index
GL	glykämische Last
Glc	Glucose
G1P	Glucose-1-phosphat
G6P	Glucose-6-phosphat
Gln	Glutamin, Aminosäure
Glu	Glutaminsäure, Aminosäure
GLUT2	Transportprotein für Glucose
GLUT5	Transportprotein für Fructose
Gly	Glycin, Aminosäure
GMP	Guanosinmonophosphat
GTP	Guanosintriphosphat
GU	Grundumsatz
Gua	Guanosin
GV	Gemeinschaftsverpflegung
GVO	gentechnisch veränderte Organismen
H	Wasserstoff
HACCP	Hazard Analysis and Critical Control Points, Gefahrenanalyse und Überwachung kritischer Kontrollpunkte
Hb	Hämoglobin
Hb A	adultes Hämoglobin
Hb F	fetales Hämoglobin
HbA_{1c}	Glykohämoglobin
HbO_2	Sauerstoff-Hämoglobin
HDL	high-density lipoprotein, Lipoproteine hoher Dichte
Hg	Quecksilber
His	Histidin, Aminosäure
HK	Hexokinase
HUS	Hämolytisch Urämisches Syndrom
Hyp	Hydroxyprolin, Aminosäure
I	Inosin, Purinbase
I	Iod
IE	Internationale Einheit
I.E.P.	isoelektrischer Punkt
IDL	intermediate density lipoprotein, Lipoproteine mittlerer Dichte
IE	Internationale Einheit
IfSG	Infektionsschutzgesetz
Ig	Immunglobulin
Ile	Isoleucin, essenzielle Aminosäure
IMP	Inosinmonophosphat
J	Joule

K	Kalium
kcal	Kilokalorie
KG	Körpergewicht
KH	Kohlenhydrate
KHE	Kohlenhydrateinheit
KHK	koronare Herzkrankheiten
kJ	Kilojoule
LD	lethal dose, tödliche Menge
LDH	Lactat-Dehydrogenase
LDL	low-density lipoprotein, Lipoproteine geringer Dichte
Leu	Leucin, essenzielle Aminosäure
LFGB	Lebensmittel- und Futtermittelgesetzbuch
Li	Lithium
LM	Lebensmittel
LMIV	Lebensmittelinformations-Verordnung
LPL	Lipoproteinlipase
Lys	Lysin, essenzielle Aminosäure
Man	Mannose
MCT	medium-chain triglyceride (s. MKT)
MEOS	mikrosomales ethanoloxidierendes System
Met	Methionin, essenzielle Aminosäure
Mg	Magnesium
MJ	Megajoule
MKT	Fette mit mittelkettigen Fettsäuren (MCT)
MM	Muskelmasse
mmol	Millimol
Mn	Mangan
Mo	Molybdän
MRI	Max Rubner-Institut, Bundesforschungsinstitut für Ernährung und Lebensmittel
mRNA	Messenger-RNA
MUFS	mehrfach ungesättigte Fettsäuren
N	Stickstoff
Na	Natrium
NA	Nicotinsäureamid
NAD^+	Nicotinamidadenindinucleotid, oxidiert
$NADH+H^+$	reduziertes NAD
$NADP^+$	Nicotinamidadenindinucleotidphosphat, oxidiert
Ni	Nickel
nm	Nanometer
NO	Stickstoffmonoxid
NO_2^-	Nitrit
NO_3^-	Nitrat
NOAEL	no observed adverse effect level
NVS II	Nationale Verzehrsstudie II
O	Sauerstoff
P	Phosphor
PAK	polyzyklische aromatische Kohlenwasserstoffe
PAL	physical activity level, körperliches Aktivitätsniveau
PALP	Pyridoxalphosphat
Pb	Blei
PCB	pholychlorierte Biphenyle
PCP	Pentachlorphenol
PDH	Pyruvat-Dehydrogenase
PEM	Protein-Energie-Malnutrition (Fehlernährung)
pH	pH-Wert (negativer dekadischer Logarithmus der H^+-Konzentration)
Phe	Phenylalanin, essenzielle Aminosäure
pK_B	Basenstärke
pK_S	Säurestärke
PKU	Phenylketonurie
PL	Pyridoxal
PLP	Pyridoxalphosphat
PM	Pyridoxamin
PMP	Pyridoxaminphosphat
PN	Pyridoxin
PNP	Pyridoxinphosphat
Pro	Prolin, Aminosäure
PrP	Prion
PTH	Parathormon
Q	Ubichinon
QH_2	Ubichinol, reduziertes Coenzym Q
R	Retinol
RA	Retinsäure
RDA	Recommended Dietary Allowances
rER	raues endoplasmatisches Retikulum
Rib	Ribose
RNA	Ribonucleinsäure
RQ	Respiratorischer Quotient
S	Schwefel
SDW	spezifisch dynamische Wirkung
Se	Selen
Sec	Selenocystein, Aminosäure
Ser	Serin, Aminosäure
Sr	Strontium
STH	somatotropes Hormon
Sv	Sievert
T	Thiamin
T	Thymin, Pyrimidinbase
T_3	Triiodthyronin, Schilddrüsenhormon
T_4	Thyroxin, Schilddrüsenhormon
TAG	Triacylglyceride
TBF	Total body fat (Gesamtkörperfett)
TBW	Total body water (Gesamtkörperwasser)
TEE	total energy expenditure, Gesamtenergieumsatz
TG	Triglyceride
THF	Tetrahydrofolsäure
Thr	Threonin, essenzielle Aminosäure
TPP	Thiaminpyro(di)phosphat
tRNA	Transfer-RNA
Trp	Trytophan, Aminosäure
TS	Trockenmasse(-substanz)
Tyr	Tyrosin, Aminosäure
U	Uracil, Pyrimidinbase
UNICEF	United Nations (International) Children's (Emergency) Fund
V	Vanadium
Val	Valin, Aminosäure
VLDL	very low-density lipoprotein, Lipoproteine sehr geringer Dichte
VO	Verordnung
WHO	World Health Organization
WHR	Waist-to-hip ratio – Taille/Hüft-Quotient
Xyl	Xylose
Zn	Zink
ZNS	zentrales Nervensystem

Sachwortverzeichnis

Internetadressen

www.aak.de
Arbeitsgemeinschaft Allergiekrankes Kind e. V.

adipositas-gesellschaft.de
Deutsche Adipositas-Gesellschaft e. V.

www.a-g-a.de
Arbeitsgemeinschaft Adipositas im Kindes- und Jugendalter (Deutsche Adipositas-Gesellschaft e. V.)

www.bfr.bund.de
Bundesinstitut für Risikobewertung

www.ble.de
Bundesanstalt für Landwirtschaft und Ernährung

www.bmel.de
Bundesministerium für Ernährung und Landwirtschaft

www.bmz.de
Bundesministerium für wirtschaftliche Zusammenarbeit und Entwicklung

www.bundesfachverbandessstoerungen.de
Bundesfachverband Essstörungen e. V.

www.bzfe.de
Bundeszentrum für Ernährung

www.bzga.de
Bundeszentrale für gesundheitliche Aufklärung

www.daem.de
Deutsche Akademie für Ernährungsmedizin e. V.

das-ist-drin.de
snoopmedia GmbH

www.ddg.info
Deutsche Diabetes Gesellschaft e. V.

www.dge.de
Deutsche Gesellschaft für Ernährung e. V.

www.dgem.de
Deutsche Gesellschaft für Ernährungsmedizin e. V.

dhs.de
Deutsche Hauptstelle für Suchtfragen e. V.

www.diabetes-deutschland.de
Diabetes Deutschland

www.dife.de
Deutsches Institut für Ernährungsforschung Potsdam-Rehbrücke

www.doccheck.com
DocCheck Community GmbH

www.dzd-ev.de
Deutsches Zentrum für Diabetesforschung e. V.

www.dzg-online.de
Deutsche Zöliakie-Gesellschaft e. V.

www.ernaehrung.de
Deutsches Ernährungsberatungs- und -informationsnetz (DEBInet)

www.essstoerungen-onlineberatung.de
Waage e. V.

www.frauenleben.org
Frauenleben

www.gesundheit.de
gesundheit.de

www.gesundheitswissen.de
Gesundheitswissen, FID Verlag GmbH

www.klinikum-bochum.de
Forschungsdepartment Kinderernährung (FKE)

www.krebsgesellschaft.de
Deutsche Krebsgesellschaft e. V.

www.lebensmittelverband.de
Lebensmittelverband Deutschland e. V.

www.lebensmittelwissen.de
lebensmittelwissen.de, Michael Rauh

www.lfl.bayern.de
Bayerische Landesanstalt für Landwirtschaft
Institut für Ernährungswirtschaft und Märkte

www.mri.bund.de
Max Rubner-Institut

www.nachhaltigeernaehrung.de
Arbeitsgruppe Nachhaltige Ernährung

www.netdoktor.de
NetDoktor GmbH

www.nutrisurvey.de/info
Ernährungs-Informations-System der Universität Hohenheim, Institut für Biologische Chemie und Ernährungswissenschaft

www.rki.de
Robert Koch-Institut

www.spektrum.de
Spektrum der Wissenschaft Verlagsgesellschaft mbH

www.transgen.de
Forum Bio- und Gentechnologie – Verein zur Förderung der gesellschaftlichen Diskussionskultur e. V.

www.ugb.de
Verband für Unabhängige Gesundheitsberatung e. V.

www.vfed.de
Verband für Ernährung und Diätetik e. V.

www.vzbv.de
Bundesverband der Verbraucherzentralen und Verbraucherverbände –
Verbraucherzentrale Bundesverband e. V.

www.who.int
World Health Organization

www.wurstproduzenten.de
Bundesverband Deutscher Wurst- & Schinken-produzenten e. V. (BVWS)